Gaffar Barood
Vamsi Latha K.
Shubhaker Rao Juvvadi

Sorriso rápido: Ortodontia acelerada para resultados rápidos

Sorriso rápido: Ortodontia acelerada para resultados rápidos

Gaffar Barood
Vamsi Latha K.
Shubhaker Rao Juvvadi

Sorriso rápido: Ortodontia acelerada para resultados rápidos

ScienciaScripts

Imprint

Any brand names and product names mentioned in this book are subject to trademark, brand or patent protection and are trademarks or registered trademarks of their respective holders. The use of brand names, product names, common names, trade names, product descriptions etc. even without a particular marking in this work is in no way to be construed to mean that such names may be regarded as unrestricted in respect of trademark and brand protection legislation and could thus be used by anyone.

Cover image: www.ingimage.com

This book is a translation from the original published under ISBN 978-620-7-99503-5.

Publisher:
Sciencia Scripts
is a trademark of
Dodo Books Indian Ocean Ltd. and OmniScriptum S.R.L publishing group

120 High Road, East Finchley, London, N2 9ED, United Kingdom
Str. Armeneasca 28/1, office 1, Chisinau MD-2012, Republic of Moldova, Europe
Printed at: see last page
ISBN: 978-620-7-97271-5

Índice

<u>INTRODUÇÃO</u>

Os dois aspectos mais importantes do tratamento ortodôntico para os pacientes são provavelmente a estética e a rapidez.[1] A procura de tratamentos mais curtos na sociedade tem aumentado, especialmente na ortodontia. Apesar dos vários avanços em diferentes áreas da ortodontia, a movimentação dentária acelerada continua a ser um trabalho de investigação de interesse académico. Devido ao maior tempo de tratamento, existe a possibilidade de aumento do insulto periodontal, descalcificação, cárie dentária e reabsorção da raiz. O tratamento de longa duração é dispendioso tanto para o paciente como para o ortodontista. A curta duração do tratamento é necessária para todos os pacientes, principalmente adultos.[2]

Foram feitas várias tentativas para criar diferentes abordagens, tanto a nível pré-clínico como clínico, a fim de obter resultados mais rápidos, mas ainda existem muitas incertezas e perguntas sem resposta relativamente à maioria destas técnicas. A maioria das tentativas pode ser classificada em abordagens biológicas, físicas, biomecânicas e cirúrgicas.[3]

A visão convencional do movimento dentário ortodôntico é a de um processo mediado por células, orquestrado predominantemente no ligamento periodontal (PDL). A força sustentada sobre um dente se traduz em uma mudança na população de células do PDL, onde os fibroblastos pleomórficos são convertidos em osteoblastos. Os osteoclastos derivam do afluxo de precursores monocíticos transportados pelo sangue. Com o tempo, a lâmina dura sofre osteoclasia na área de "pressão" da PDL e a aposição óssea ocorre nas áreas de "tensão" da PDL.[4]

Sabe-se que a morte celular maciça e a hialinização ocorrem na PDL durante a movimentação ortodôntica de rotina, mas podem ser minimizadas pela aplicação criteriosa de forças leves. Normalmente, leva de

3 a 5 semanas para que essa zona de tecido necrótico estéril seja eliminada e reparada, período durante o qual

1. **Papadopoulos et al[7] (2021)** realizaram um estudo para conhecer o efeito da decorticação alveolar no movimento dentário em ratos. A AD foi efectuada com uma broca redonda de alta velocidade, adjacente ao primeiro molar maxilar esquerdo no osso alveolar palatino e concluíram que, no caso da AD, há um aumento significativo do movimento dentário do que no caso do movimento dentário convencional, ao mesmo tempo que há uma diminuição da BVF e uma diminuição do volume ósseo e da densidade óssea.

2. **Nakornnoi T et al[8] (2019)** realizaram um estudo para conhecer o efeito da corticisão na velocidade do movimento dentário, todos os molares superiores de um lado foram submetidos a corticisão vertical sob LA crânio micro CT realizada para conhecer a distância entre molares e canais incisivos e concluíram que alta velocidade de movimento dentário foi observada no lado da corticisão, a reabsorção radicular foi significativamente mais pronunciada.De acordo com este estudo, a piezocisão acelerou o movimento dentário ortodôntico e causou um aumento da reabsorção radicular.

3. **Dutra EH et al[9] (2019)** realizaram um estudo sobre a influência do plasma rico em leucócitos e plaquetas nos movimentos dentários ortodônticos em coelhos. Os coelhos foram aleatoriamente designados para receber uma única injeção de L-PRP em um lado da maxila, o outro lado serviu como grupo de controle e concluiu que o grupo L-PRP mostrou um movimento dentário significativamente maior observado em diferentes períodos de tempo e há aumento no número de osteoclastos.Este estudo concluiu que a injeção local de L-PRP resultou num aumento da taxa de movimentação dentária ortodôntica e num aumento do número de osteoclastos.

4. **Benjakul S et al**[10] **(2021)** realizaram um estudo para determinar o efeito das vibrações de alta frequência de baixa magnitude no movimento dentário, as células PDL humanas foram isoladas de pré-molares extraídos, três ciclos de vibrações de baixa magnitude e várias frequências foram aplicadas ao PDL e concluíram que essas vibrações têm efeito diferente no RANKL,O autor afirmou que as vibrações LMHF não têm qualquer efeito nas células PDL e tiveram um efeito aditivo na PGE, RANKL e OPG.

5. De acordo com **Shenava S et al**[11] A duração do movimento dentário ortodôntico é a principal preocupação da maioria dos pacientes. Atualmente, dispomos de diferentes métodos que podem acelerar o movimento dentário ortodôntico, como a piezocisão, as microosteoperfurações, o laser e as vibrações, para alcançar a RAP e também reduzir a taxa de recidiva.

6. De acordo com **mikes C murray**[12] A cultura de células tem sido amplamente utilizada para investigar o mecanismo de transdução de sinal em osteoblastos, bem como em culturas de PDL, a expressão de genes envolvendo fibroblastos de PDL deve também considerar a cultura de colagénio de tipo 1. As técnicas moleculares de reação em cadeia da polimerase com transcrição reversa e hibridização in situ para detetar a expressão de genes em células e tecidos.Uma MMP como a colagenase pode estar na forma latente ou ativa.síntese de citocinas osteotrópicas como a IL-1,IL-6 e RANKL por células de osteoblastos e colagénio da PDL.Os investigadores concluíram que, uma perspetiva 3D é essencial para uma compreensão completa dos eventos e os movimentos dentários envolvem dois processos de flexão do osso alveolar e remodelação do tecido periodontal.

7.   **Zachary et al**[13] realizaram um estudo para avaliar o efeito da corticotomia e da coticisão com ou sem retalho mucoperiosteal total para conhecer a movimentação dentária e a resposta alveolar em ratos, a cirurgia foi realizada do primeiro molar superior esquerdo ao incisivo após a colocação do aparelho por 21 dias e concluíram que a corticotomia e a coticisão com ou sem retalho não mostraram nenhum efeito significativo na OTM ou na resposta alveolar.

8.   **Sung-her lee et al**[1] 4, realizaram um estudo sobre o efeito da nicotina no movimento dentário ortodôntico e na remodelação óssea em ratos, tendo cada animal recebido uma injeção intraperitonial diária de nicotina a partir do dia da inserção do movimento dentário ortodôntico, e concluíram que a nicotina não afecta o TMO e a remodelação óssea, embora se tenham verificado flutuações durante as diferentes fases do TMO nos grupos da nicotina.

9.   **Maryam o et al**[15] ,realizaram um estudo sobre a avaliação da eficácia de um método de piezo-puntura modificado na taxa de movimentação dentária em pacientes, os caninos superiores foram retraídos com NiTi e a piezo-puntura foi realizada num dos lados e o autor concluiu que a piezo-puntura não conseguiu acelerar a movimentação dentária ortodôntica.

10. **Flavio u et al,**[16] realizaram um estudo sobre a eficiência da ortodontia assistida por piezótomo-corticisão no alívio do apinhamento anterior da mandíbula, o grupo experimental recebeu um procedimento de corticisão com um piezótomo na face vestibular dos incisivos inferiores e o autor não

encontrou evidências de que a ortodontia assistida por piezótomo-corticisão fosse mais eficiente.

11.   Hu long et al 17, realizaram um estudo para avaliar a eficácia das intervenções na aceleração do movimento dentário ortodôntico. Foram selecionados doentes saudáveis que necessitavam de tratamento ortodôntico e foram realizadas intervenções como o laser, a corticotomia e os campos electromagnéticos e concluíram que a corticotomia é eficaz e segura para acelerar o movimento dentário ortodôntico, a terapia com laser de baixa intensidade não foi capaz de acelerar o movimento dentário e as provas actuais não revelam o efeito dos campos electromagnéticos no movimento dentário.

12.   Nita V et al18 realizaram um estudo para avaliar a eficácia da corticotomia e da piezocisão na retração dos caninos, selecionaram pacientes em tratamento ortodôntico e realizaram corticotomia, piezocisão, interdentalosteotomia, RAP para conhecer a taxa de movimento dentário e concluíram que a corticotomia e a piezocisão aumentaram a taxa de retração ortodôntica dos caninos e não têm qualquer efeito adverso no estado periodontal.

13.   Umar rakhi et al19 realizaram um estudo sobre as técnicas ortodônticas aceleradas cirurgicamente e a resposta periodontal. Foram realizadas diferentes técnicas cirúrgicas, como a corticotomia, o retalho mucoperiosteal e as incisões interproximais verticais, para avaliar o seu efeito, e concluíram que a literatura atualmente disponível sobre as técnicas ortodônticas aceleradas assistidas cirurgicamente parece ser inadequada.

14.   Joy chang et al 20, realizaram um estudo para conhecer o efeito da

extensão do insulto cirúrgico na movimentação dentária ortodôntica, a AD
foi realizada com uma peça de mão e uma broca redonda adjacente ao
primeiro molar superior esquerdo no osso alveolar palatino e foram
realizadas análises microfocusCT e histológicas e concluíram que o
aumento do insulto cirúrgico aumenta a taxa de OTM, além disso, o
aumento do insulto cirúrgico diminui o volume ósseo e a densidade do
tecido.

15. **Murat c et al**[21] ,realizaram um estudo para investigar e comparar os
efeitos in vivo da PGE2 administrada por diferentes métodos no movimento
dentário e no metabolismo ósseo, coelhos experimentais foram equipados
com molas nos incisivos superiores e a PGE2 foi administrada por via
intravenosa, submucosa ou intraligamentar durante 21 dias e concluíram que
a administração de PGE2 por via submucosa e intraligamentar aumenta
significativamente o movimento dentário ortodôntico e o metabolismo
ósseo, mas a via intraligamentar parece ser mais eficaz.

16. **Hamdan M et al (2018)**[22] realizou um estudo sobre a medicação
comummente prescrita e o seu efeito no movimento dentário ortodôntico e
selecionou diferentes bases de dados até 2017 e concluiu que a medicação
comummente utilizada pode apresentar um efeito variável na taxa de
movimento dentário ortodôntico.

17. **James J Zahuska (2009)**[23] efectuou um estudo sobre o tratamento
ortodôntico em doentes que tomam bifosfatos para a osteoporose e
concluiu que estes medicamentos têm um efeito negativo no movimento
dentário ortodôntico e na remodelação óssea.

18. De acordo com **Krishna V et al (2012),** os medicamentos[24] têm um

efeito negativo na remodelação óssea, pelo que mostram um efeito negativo estatisticamente significativo no movimento dentário ortodôntico e concluíram que o ortodontista deve ter em conta o uso regular de medicamentos pelo doente durante o tratamento ortodôntico.

19. **Monte K Colleins (1988)**[25] realizou um estudo sobre a utilização local de vitamina D para aumentar a taxa de movimentação dentária ortodôntica e uma amostra de gatos pôde ser melhorada pela injeção de vitamina D na PDL e o autor observou um aumento da atividade osteoclástica e uma grande quantidade de reabsorção radicular no lado da pressão.

20. **Davidovit Z et al (1981)**[26] realizou um estudo sobre o efeito da corrente eléctrica na remodelação óssea, dois grupos de cinco gatos foram tratados com uma corrente eléctrica e com uma força de 80g e concluiu que se verificou uma maior reabsorção óssea e um aumento significativo da taxa de movimentação dentária.

21. **Ekzier A et al (2013)**[27] realizaram um estudo sobre o efeito da terapia de fotomodulação mediada por LED no movimento dentário ortodôntico e na reabsorção radicular em ratos wistar machos, a LPT foi aplicada com um dispositivo de energia de $20mW/cm^2$ durante um período de 10 dias e concluíram que o método LPT tem potencial para acelerar o movimento dentário ortodôntico.

2 2.**Sabrina K C Gama et al (2010)**[28] realizaram um estudo sobre o efeito do movimento dentário após fototerapia com laser infravermelho em roedores, os animais receberam uma força de 40g e terapia com laser de comprimento de onda de 790nm e não foram observadas alterações estatisticamente significativas.

23. **Hashimoto F et al (2001)**[29] realizaram um estudo através da
administração de osteoclastina na PDL de ratos para avaliar a taxa de
movimentação dentária e concluíram que a aplicação local de
osteoclastina acelera a taxa de movimentação dentária e que os estudos
histológicos revelaram um aumento da atividade osteoclástica.

24. **Hirate Y et al (2012)**[30] realizaram um estudo sobre o efeito da relaxina
na PDL e na remodelação óssea, os animais receberam 10g de força
ortodôntica e uma dose de 500ug/ml de relaxina durante 1 semana e
concluíram que a relaxina modula o metabolismo do colagénio e melhora
o movimento dentário ortodôntico.

25.**Sein et al (2004)**[31] efectuaram um estudo sobre o efeito do 1,25 DHCC
e da PGE2 na movimentação dentária em ratos e os animais receberam
1,25DHCC durante 0,3 e 6 dias e concluíram que tanto o 1,25 DHCC como
a PGE2 aumentaram significativamente a taxa de movimentação dentária

26. **J Bryan Walker (2000)**[32] efectuou um estudo sobre o efeito
do NSAIDS na taxa de movimentação dentária e concluiu que os NSAIDS
têm um efeito negativo na taxa de movimentação dentária ortodôntica e
citou que o acetaminofeno tem um efeito menos negativo na taxa de
movimentação dentária ortodôntica.

27. **Nishimera M et al (2008)**[33] realizaram um estudo sobre a ativação da
PDL através de vibrações para acelerar o movimento dentário ortodôntico
em ratos, tendo sido aplicado um estímulo vibratório utilizando um sistema
de vibração de carga durante 8 minutos nos dias 0, 7 e 14 e concluíram que

as vibrações podem acelerar o movimento dentário ortodôntico através do aumento da expressão de RANKL na PDL.

28.   **Fan Li et al (2013)**[34] realizaram um estudo sobre o efeito da PTH no movimento dentário em ratos. O grupo experimental recebeu PTH por via subcutânea diariamente numa dose de 4ug durante 12 dias e concluíram que a PTH melhora o movimento dentário ortodôntico com aumento da atividade osteoclástica.

BIOLOGIA DO MOVIMENTO DENTÁRIO

O tratamento ortodôntico baseia-se no princípio de que, se for aplicada uma pressão prolongada a um dente, este irá mover-se à medida que o osso à volta do dente se remodela. O osso é seletivamente removido em algumas áreas e adicionado noutras. Essencialmente, o dente move-se através do osso, levando consigo o seu aparelho de fixação, à medida que a cavidade do dente migra. Uma vez que a resposta óssea é mediada pelo ligamento periodontal, o movimento dentário é principalmente um fenómeno do ligamento periodontal.[35]

Resposta periodontal e óssea à função normal :-

Estrutura e função do ligamento periodontal

Cada dente está ligado e separado do osso alveolar adjacente por uma estrutura de suporte colagénica pesada, o ligamento periodontal (PDL). O principal componente do ligamento é, de longe, uma rede de fibras colagénicas paralelas, que se inserem no cemento da superfície da raiz, de um lado, e numa placa óssea relativamente densa, a lâmina dura, do outro lado. Estas fibras de suporte correm em ângulo, fixando-se mais apicalmente no dente do que no osso alveolar adjacente. Esse arranjo, é claro, resiste ao deslocamento do dente esperado durante a função normal.

Embora a maior parte do espaço do PDL seja ocupada pelos feixes de fibras colagénicas que constituem a ligação ligamentar, devem ser considerados dois outros componentes principais do ligamento. Estes são (1) os elementos celulares, incluindo células mesenquimatosas de vários tipos, juntamente com elementos vasculares e neurais, e (2) os fluidos tecidulares.

Ambos desempenham um papel importante na função normal e na possibilidade de movimentação ortodôntica dos dentes.

Os principais elementos celulares do PDL são as células mesenquimatosas indiferenciadas e os seus descendentes sob a forma de fibroblastos e osteoblastos. O colagénio do ligamento está constantemente a ser remodelado e renovado durante a função normal. As mesmas células podem servir tanto como fibroblastos, produzindo novos materiais de matriz colagénica, como fibroclastos, destruindo o colagénio previamente produzido.[36] A remodelação e o recontorno do alvéolo ósseo e do cemento da raiz também estão constantemente a ser realizados, embora em menor escala, como resposta à função normal.

Os fibroblastos no PDL têm propriedades semelhantes às dos osteoblastos, e o novo osso alveolar é provavelmente formado por células estaminais encontradas na área local. Embora o PDL não seja altamente vascularizado, contém vasos sanguíneos e células do sistema vascular. Também se encontram terminações nervosas no ligamento, tanto as terminações livres não mielinizadas associadas à perceção da dor como os receptores mais complexos associados à pressão e à informação posicional (propriocepção). Finalmente, é importante reconhecer que o espaço do PDL está cheio de fluido; este fluido é o mesmo que se encontra em todos os outros tecidos, derivado em última análise do sistema vascular. Uma câmara cheia de fluido com paredes retentivas mas porosas pode ser descrita como um amortecedor de choques e, em funcionamento normal, o fluido permite que o espaço PDL desempenhe exatamente esse papel.

Resposta à função normal:-

Durante a função mastigatória, os dentes e as estruturas

periodontais são sujeitos a forças pesadas intermitentes. Os contactos entre os dentes duram 1 segundo ou menos; as forças são bastante pesadas, variando de 1 ou 2 kg durante a mastigação de substâncias moles, até 50 kg contra um objeto mais resistente. Quando um dente é sujeito a cargas pesadas deste tipo, a deslocação rápida do dente dentro do espaço PDL é impedida pelo fluido incompressível do tecido. Em vez disso, a força é transmitida ao osso alveolar, que se dobra em resposta.

A extensão da flexão óssea durante a função normal dos maxilares (e de outros elementos esqueléticos do corpo) não é frequentemente apreciada. O corpo da mandíbula dobra-se à medida que a boca é aberta e fechada, mesmo sem cargas mastigatórias pesadas. Aquando de uma abertura ampla, a distância entre os molares inferiores diminui 2 a 3 mm. Em funções pesadas, os dentes individuais são ligeiramente deslocados, uma vez que o osso do processo alveolar se dobra para permitir que isso aconteça, e as tensões de flexão são transmitidas a distâncias consideráveis. A flexão do osso em resposta à função normal gera correntes piezoeléctricas) que parecem ser um estímulo importante para a regeneração e reparação do esqueleto. Este é o mecanismo pelo qual a arquitetura óssea é adaptada às exigências funcionais.

Uma pequena quantidade do fluido dentro do espaço PDL é espremida durante o primeiro segundo de aplicação da pressão. No entanto, se a pressão contra um dente for mantida, o líquido é rapidamente expelido e o dente desloca-se dentro do espaço PDL, comprimindo o próprio ligamento contra o osso adjacente. Não é de surpreender que isto doa. A dor é normalmente sentida após 3 a 5 segundos de aplicação de uma força forte, indicando que os fluidos são expressos e que é aplicada uma pressão esmagadora contra o ligamento periodontal.

Embora a PDL esteja perfeitamente adaptada para resistir a forças de curta duração, ela perde rapidamente sua capacidade adaptativa à medida que os fluidos teciduais são espremidos para fora de sua área confinada. Uma força prolongada, mesmo de baixa magnitude, produz uma resposta fisiológica diferente - a remodelação do osso adjacente. A movimentação ortodôntica dos dentes é possível graças à aplicação de forças prolongadas. Além disso, forças leves e prolongadas no ambiente natural - forças dos lábios, bochechas ou língua encostadas nos dentes - têm o mesmo potencial que as forças ortodônticas para fazer com que os dentes se movam para um local diferente.

Papel do Ligamento Periodontal na Erupção e Estabilização dos Dentes:-

O fenómeno da erupção dentária deixa claro que as forças geradas dentro da própria PDL podem produzir o movimento dentário. Após a emergência de um dente na cavidade oral, a continuação da erupção depende de eventos metabólicos no interior da PDL, não se limitando à formação, ligação cruzada e encurtamento maturacional das fibras de colagénio. Este processo continua, embora a um ritmo reduzido, na vida adulta. Um dente cujo antagonista tenha sido extraído, muitas vezes começará a erupcionar novamente após muitos anos de aparente quiescência.

A presença contínua desse mecanismo indica que ele pode produzir não apenas a erupção dos dentes em circunstâncias apropriadas, mas também a estabilização ativa dos dentes contra forças prolongadas de magnitude leve. É comum observar que as pressões leves e prolongadas contra os dentes não estão em perfeito equilíbrio, como parece ser necessário para que não ocorra o movimento dentário. A capacidade da PDL de gerar uma força e, assim, contribuir para o conjunto de forças que determinam a situação de equilíbrio, provavelmente explica isso.

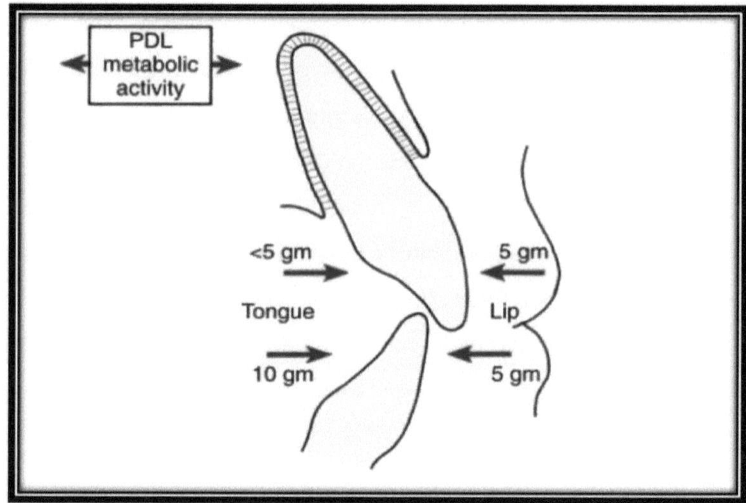

Fig. 1: As pressões em repouso dos lábios ou das bochechas e da língua não são normalmente equilibradas. Em algumas áreas, como na região anterior da mandíbula, a pressão da língua é maior do que a pressão dos lábios. Noutras zonas, como na região dos incisivos superiores, a pressão dos lábios é maior. A estabilização ativa produzida por efeitos metabólicos na PDL provavelmente explica por que os dentes são estáveis na presença de pressões desequilibradas que, de outra forma, causariam o movimento dentário.

A estabilização ativa também implica um limiar para a força ortodôntica, uma vez que se espera que forças abaixo do nível de estabilização sejam ineficazes. O limiar, é claro, variaria dependendo do grau em que as pressões existentes nos tecidos moles já estivessem sendo resistidas pelo mecanismo de estabilização. Em algumas experiências, o limiar para a força ortodôntica, se é que foi encontrado, pareceu extremamente baixo. Noutras circunstâncias, parece existir um limiar um pouco mais elevado, mas ainda assim de apenas alguns gramas.

Resposta do ligamento periodontal e do osso à força sustentada:-

A resposta à força sustentada contra os dentes é uma função da magnitude da força: forças pesadas levam ao desenvolvimento rápido de dor, necrose de elementos celulares dentro da PDL, e o fenómeno de "reabsorção subjacente" do osso alveolar perto do dente afetado. Forças mais leves são compatíveis com a sobrevivência de células dentro da PDL e com a remodelação do alvéolo dentário por uma "reabsorção frontal" relativamente indolor do alvéolo dentário. Na prática ortodôntica, o objetivo é produzir o movimento dentário tanto quanto possível através da reabsorção frontal, reconhecendo que algumas áreas de necrose do PDL e reabsorção do alvéolo provavelmente ocorrerão, apesar dos esforços para evitar isso.

Controlo Biológico do Movimento dos Dentes:-

Antes de discutir em detalhes a resposta à força ortodôntica, é necessário considerar os mecanismos de controle biológico que levam do estímulo da aplicação da força sustentada à resposta de movimentação dentária ortodôntica. Dois possíveis elementos de controle, a eletricidade biológica e a pressão-tensão na PDL que afeta o fluxo sanguíneo, são contrastados nas duas principais teorias da movimentação dentária ortodôntica. A teoria bioelétrica relaciona a movimentação dentária, pelo menos em parte, às alterações no metabolismo ósseo, controladas pela eletricidade biológica produzida pela leve pressão contra os dentes. A teoria da pressão-tensão relaciona a movimentação dentária a alterações celulares produzidas por mensageiros químicos, que tradicionalmente se acredita serem gerados por alterações no fluxo sanguíneo através da PDL. A pressão e a tensão no interior da PDL, ao reduzir (pressão) ou aumentar (tensão) o diâmetro dos vasos sanguíneos no espaço ligamentar, poderiam certamente alterar o fluxo sanguíneo. As duas teorias não são incompatíveis nem mutuamente exclusivas, e parece que ambos os mecanismos podem desempenhar um papel no controlo biológico do movimento dentário.

Eletricidade biológica -

Inicialmente, pensava-se que os sinais eléctricos que poderiam iniciar o movimento dentário eram piezoeléctricos. A piezoeletricidade é um fenómeno observado em muitos materiais cristalinos em que uma deformação da estrutura cristalina produz um fluxo de corrente eléctrica à medida que os electrões são deslocados de uma parte da rede cristalina para outra. A piezoeletricidade de muitos cristais inorgânicos, como os do osso, foi reconhecida há muitos anos e tem sido utilizada na tecnologia quotidiana (por exemplo, o captador de cristais em fonógrafos baratos). Os cristais orgânicos também podem ser piezoeléctricos, e o colagénio na PDL é um excelente exemplo.

Os sinais piezoeléctricos têm duas caraterísticas invulgares: (1) uma taxa de decaimento rápida (ou seja, quando é aplicada uma força, é criado um sinal piezoelétrico em resposta que rapidamente se reduz a zero, apesar de a força ser mantida) e (2) a produção de um sinal equivalente, de sentido oposto, quando a força é libertada.

Ambas as caraterísticas são explicadas pela migração de electrões dentro da estrutura cristalina quando esta é deformada pela pressão. Quando a estrutura cristalina é deformada, os electrões migram de um local para outro e observa-se um fluxo de corrente eléctrica. Enquanto a força for mantida, a estrutura cristalina é estável e não se observam mais eventos eléctricos. No entanto, quando a força é libertada, o cristal volta à sua forma original e observa-se um fluxo inverso de electrões. Com esta disposição, a atividade rítmica produziria uma interação constante de fluxos de corrente num sentido e depois no outro, que seria medida em amperes, enquanto a aplicação e libertação ocasionais de força produziriam apenas um sinal ocasional deste tipo.

Os iões nos fluidos que banham o osso vivo interagem com o complexo campo elétrico gerado quando o osso se dobra, causando sinais eléctricos sob a forma de volts, bem como alterações de temperatura. Como resultado, tanto as correntes de convecção como as de condução podem ser detectadas nos fluidos extracelulares e as correntes são afectadas pela natureza dos fluidos. As pequenas tensões que são observadas são designadas por "potencial de fluxo". Estas tensões, embora diferentes dos fluxos de corrente piezoeléctrica, têm em comum o seu rápido aparecimento e alteração à medida que são colocadas tensões variáveis no osso.

Existe também um efeito piezoelétrico inverso. Não só a aplicação de uma força provoca a distorção da estrutura cristalina e, com ela, um sinal elétrico, como também a aplicação de um campo elétrico pode fazer com que um cristal se deforme e produza força ao fazê-lo. A piezoeletricidade inversa não tem lugar nos sistemas de controlo naturais, pelo menos tanto quanto se sabe atualmente, mas existem possibilidades intrigantes de utilização de campos eléctricos externos para promover a cicatrização e regeneração óssea após uma lesão.[37]

Já não há dúvidas de que os sinais gerados pelo stress são importantes para a manutenção geral do esqueleto. Sem esses sinais, o mineral ósseo perde-se e segue-se uma atrofia geral do esqueleto - uma situação que se tem revelado problemática para os astronautas, cujos ossos já não se flectem num ambiente sem peso, como fariam com a gravidade normal. Os sinais gerados pela flexão do osso alveolar durante a mastigação normal são quase de certeza importantes para a manutenção do osso à volta dos dentes. Por outro lado, a força sustentada do tipo utilizado para induzir o movimento ortodôntico dos dentes não produz sinais proeminentes gerados pelo stress.

Enquanto a força for mantida, nada acontece. Se os sinais gerados pela tensão fossem importantes para produzir a remodelação óssea associada à movimentação ortodôntica dos dentes, uma aplicação vibratória de pressão seria vantajosa. Apesar de experimentos anteriores indicarem pouca ou nenhuma vantagem da vibração sobre a força sustentada para a movimentação dentária[38] , essa ideia foi ressuscitada recentemente e é discutida a seguir nas abordagens físicas sobre as possibilidades de aceleração da movimentação dentária. No entanto, ainda é verdade que os sinais gerados pela tensão, que são tão importantes para a função esquelética normal, têm pouco ou nada a ver com a resposta à movimentação ortodôntica dos dentes.

Os campos electromagnéticos também podem afetar os potenciais e a permeabilidade das membranas celulares, provocando assim alterações na atividade celular. Em experiências com animais, um campo eletromagnético pulsado aumentou a taxa de movimento dentário, aparentemente encurtando a "fase de atraso" inicial antes do início do movimento dentário.[39] Isto não significa que os campos gerados por pequenos ímanes ligados aos dentes para gerar forças de movimentação dentária possam alterar a biologia básica da resposta à força. As afirmações de que mover os dentes com força magnética reduz a dor e a mobilidade não são apoiadas por evidências.

Pressão-Tensão no Ligamento Periodontal:-

A teoria da pressão-tensão, a teoria clássica do movimento dentário, baseia-se em sinais químicos, e não elétricos, como estímulo para a diferenciação celular e, finalmente, para o movimento dentário. Os mensageiros químicos são importantes na cascata de eventos que levam à remodelação do osso alveolar e à movimentação dentária, e tanto a compressão mecânica dos tecidos quanto as alterações no fluxo sanguíneo podem causar sua liberação.

Não há dúvida de que a pressão sustentada contra um dente faz com que o dente mude de posição dentro do espaço do PDL, comprimindo o ligamento em algumas áreas e esticando-o em outras. Os efeitos mecânicos nas células do ligamento provocam a libertação de citocinas, prostaglandinas e outros mensageiros químicos. Para além disso, o fluxo sanguíneo diminui onde o PDL está comprimido, enquanto se mantém ou aumenta onde o PDL está sob tensão. Estas alterações no fluxo sanguíneo também criam rapidamente alterações no ambiente químico. Por exemplo, os níveis de oxigénio diminuiriam certamente na área comprimida e os níveis de dióxido de carbono (CO_2) aumentariam, enquanto o inverso poderia ocorrer no lado da tensão. Estas alterações químicas, actuando diretamente ou estimulando a libertação de outros agentes biologicamente activos, estimulariam a diferenciação e a atividade celular.

Essencialmente, esta visão do movimento dentário mostra três fases: (1) compressão inicial dos tecidos e alterações no fluxo sanguíneo associadas à pressão dentro da PDL, (2) formação e/ou libertação de mensageiros químicos, e (3) ativação das células.

Efeitos da Magnitude da Força:-

Quanto maior a pressão sustentada, maior deverá ser a redução do fluxo sanguíneo através das áreas comprimidas do PDL, até o ponto em que os vasos estejam totalmente colapsados e não haja mais fluxo sanguíneo. A ocorrência dessa sequência teórica foi demonstrada em experimentos com animais, nos quais o aumento da força contra um dente provoca a diminuição da perfusão do PDL no lado da compressão.

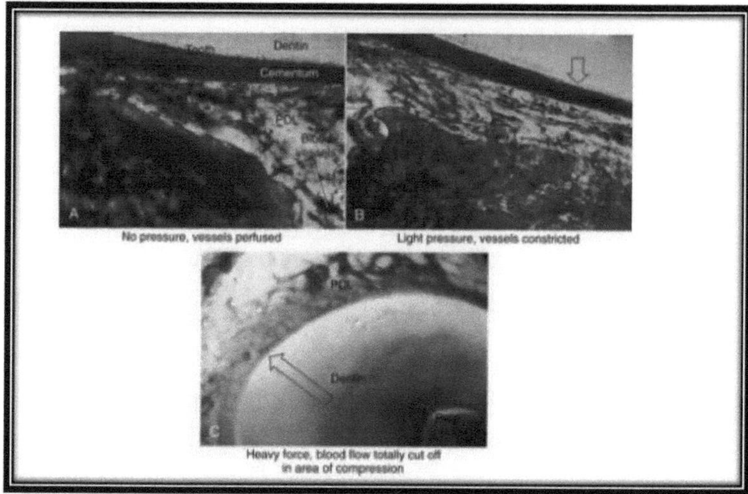

Fig 2: Em animais experimentais, as alterações do fluxo sanguíneo no PDL podem ser observadas através da perfusão de tinta da Índia no sistema vascular enquanto o animal está a ser sacrificado. Os vasos são preenchidos com tinta da Índia, de modo a que o seu tamanho possa ser facilmente observado. A, Perfusão normal do PDL - note as áreas escuras que indicam o fluxo sanguíneo. B, força de 50 gm comprimindo o PDL. Note-se a diminuição da perfusão, mas continua a haver fluxo sanguíneo através da área comprimida. C, Força intensa com obliteração quase completa do fluxo sanguíneo na área comprimida.

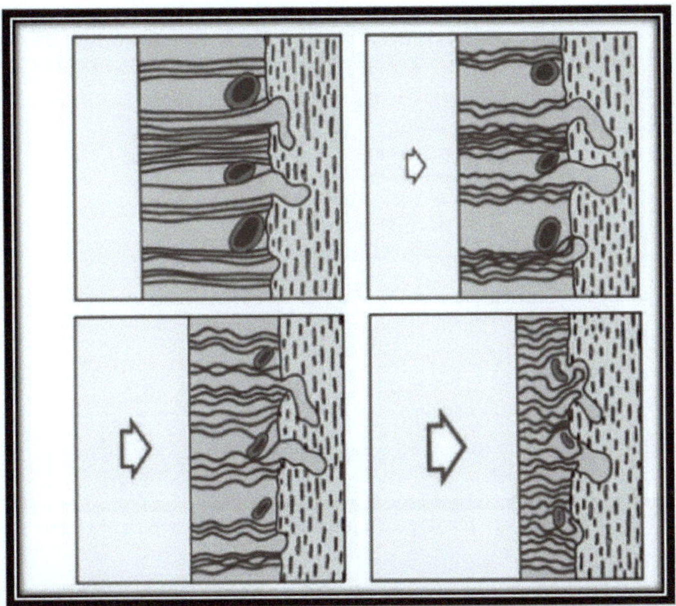

Fig. 3: Representação esquemática da compressão crescente dos vasos sanguíneos à medida que a pressão aumenta na PDL. A partir de um determinado valor de pressão contínua, os vasos sanguíneos são totalmente ocluídos e ocorre uma necrose estéril do tecido do PDL

Quando é aplicada uma força ligeira mas prolongada a um dente, o fluxo sanguíneo através da PDL parcialmente comprimida diminui assim que os fluidos são expelidos do espaço da PDL e o dente se desloca no seu alvéolo (ou seja, em poucos segundos).

Time	Event
	Heavy pressure
< 1 second	PDL fluid incompressible, alveolar bone bends, piezoelectric signal generated. PDL fluid expressed, tooth moves within PDL space.
3-5 seconds	Blood vessels within PDL occlude on pressure side
Minutes	Blood vessels within PDL occluded on pressure side
Hours	Cells death in compressed areas
3-5 days	Cells differentiation in adjacent marrow spaces undermining resorption begins
7-14 days	Undermining resorption removes lamina dura adjacent to compressed PDL, tooth movement occurs

Tabela 1: Resposta fisiológica à pressão sustentada contra um dente

Dentro de algumas horas, no máximo, a alteração resultante no ambiente químico produz um padrão diferente de atividade celular. Experiências em animais mostraram que o aumento dos níveis de monofosfato de adenosina cíclico (AMPc), o "segundo mensageiro" para muitas funções celulares importantes, incluindo a diferenciação, aparece após cerca de 4 horas de pressão sustentada. Esse período de tempo para produzir uma resposta correlaciona-se bastante bem com a resposta humana aos aparelhos removíveis. Se um aparelho removível for usado menos de 4 a 6 horas por dia, ele não produzirá nenhum efeito ortodôntico. Acima desse limite de duração, ocorre movimentação dentária.

As experiências demonstraram que os níveis de prostaglandina e interleucina-1 beta aumentam na PDL num curto espaço de tempo após a aplicação de pressão, sendo agora claro que a prostaglandina E (PgE) é um importante mediador da resposta celular. Uma vez que as prostaglandinas são libertadas quando as células são mecanicamente deformadas, parece que a libertação de prostaglandinas é uma resposta primária e não secundária à pressão.

A nível molecular, estamos a começar a compreender como estes efeitos são criados. A quinase de adesão focal (FAK) parece ser o mecanorreceptor nas células PDL, e a sua compressão é, pelo menos em parte, a razão pela qual a PgE2 é libertada.[40] 10 Experimentos demonstraram que as concentrações do ativador do recetor do ligante do fator nuclear kappa (RANKL) e da osteoprotegerina (OPG) no fluido crevicular gengival aumentam durante a movimentação ortodôntica dos dentes, o que sugere que as células PDL sob estresse podem induzir a formação de osteoclastos através da regulação positiva do RANKL.[41]

Outros mensageiros químicos, particularmente membros da família das citocinas, mas também o óxido nítrico (NO) e outros reguladores da atividade celular, também estão envolvidos. Uma vez que drogas de vários tipos podem afetar tanto os níveis de prostaglandinas quanto outros potenciais mensageiros químicos, fica claro que a modificação farmacológica da resposta à força ortodôntica é mais do que apenas uma possibilidade teórica e pode levar até 48 horas para que os primeiros osteoclastos apareçam dentro e adjacentes à PDL comprimida. Estudos de cinética celular indicam que eles chegam em duas ondas, implicando que alguns (a primeira onda) podem ser derivados de uma população de células locais, enquanto outros (a segunda onda maior) são trazidos de áreas distantes através do fluxo sanguíneo.[42]

Essas células atacam a lâmina dura adjacente, removendo osso no processo de "reabsorção frontal", e o movimento dentário começa logo em seguida. Simultaneamente, mas com algum atraso, de modo a que o espaço da PDL se torne maior, os osteoblastos (recrutados localmente a partir de células progenitoras na PDL) formam osso no lado da tensão e iniciam a atividade de remodelação no lado da pressão.[43]

O curso dos acontecimentos é diferente se a força sustentada contra o dente for suficientemente grande para ocluir totalmente os vasos sanguíneos e cortar o fornecimento de sangue a uma área dentro da PDL. Quando isso acontece, em vez de as células da área comprimida da PDL serem estimuladas a se desenvolverem em osteoclastos, ocorre uma necrose estéril na área comprimida. Na clínica ortodôntica, é difícil evitar pressões que produzam, pelo menos, algumas áreas avasculares na PDL, e tem sido sugerido que liberar a pressão contra um dente em intervalos, mantendo a pressão por horas suficientes para produzir a resposta biológica, poderia ajudar a manter a vitalidade do tecido. Este parece ser o mecanismo pelo qual mastigar uma bolacha de plástico ou uma pastilha elástica após a aplicação de uma força ortodôntica reduz a dor - a força de mastigação desloca brevemente o dente e permite um jato de sangue nas áreas comprimidas, reduzindo assim o tamanho das áreas necróticas no PDL.

Após um atraso de vários dias, os elementos celulares começam a invadir a área necrótica (hialinizada). Mais importante ainda, os osteoclastos aparecem nos espaços adjacentes da medula óssea e iniciam um ataque à parte inferior do osso imediatamente adjacente à área necrótica da PDL. Este processo é apropriadamente descrito como reabsorção subjacente, uma vez que o ataque é feito a partir da parte inferior da lâmina dura. Quando ocorre a hialinização e a reabsorção subjacente, resulta um atraso inevitável na movimentação dentária. Isso é causado, em primeiro lugar, por um atraso na estimulação da diferenciação das células dentro dos espaços medulares e, em segundo lugar, porque uma espessura considerável de osso deve ser removida da parte inferior antes que qualquer movimento dentário possa ocorrer. O diferente curso de tempo da movimentação dentária quando a reabsorção frontal é comparada com a reabsorção por mineração.

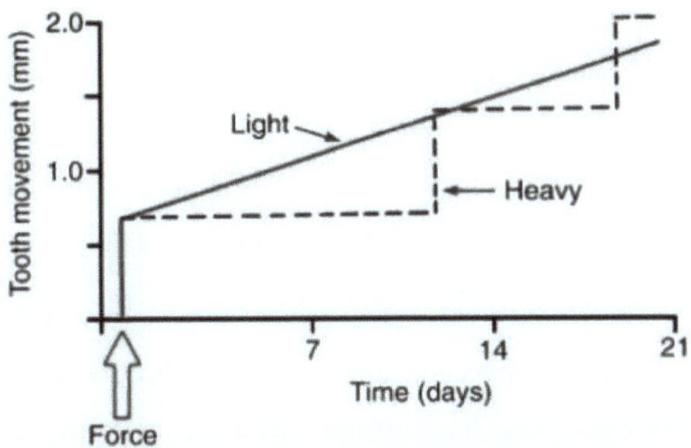

Fig4: Representação diagramática do curso temporal do movimento dentário com reabsorção frontal vs. reabsorção subjacente. Com a reabsorção frontal, um ataque constante à superfície externa do dente

Não só a movimentação dentária é mais eficiente quando as áreas de necrose do PDL são evitadas, como também a dor é diminuída. No entanto, mesmo com forças leves, é provável que pequenas áreas avasculares se desenvolvam no PDL, e a movimentação dentária será retardada até que essas áreas possam ser removidas através da reabsorção subjacente. A progressão suave da movimentação dentária com força leve é mostrada na Tabela 2. Na prática clínica, a movimentação dentária geralmente ocorre de forma mais gradual, devido às inevitáveis áreas de reabsorção subjacente.

Efeitos da distribuição de força e tipos de movimento dentário:-

É evidente que os níveis de força ideais para a movimentação ortodôntica dos dentes devem ser altos o suficiente para estimular a atividade celular sem ocluir completamente os vasos sanguíneos na PDL. Tanto a quantidade de força aplicada a um dente quanto a área da PDL sobre a qual essa força é distribuída são importantes para determinar o efeito biológico. A resposta da PDL não é determinada apenas pela força, mas pela força por unidade de área, ou pressão.

Uma vez que a distribuição de força dentro da PDL e, portanto, a pressão, difere com diferentes tipos de movimento dentário, é necessário especificar o tipo de movimento dentário, bem como a quantidade de força na discussão dos níveis de força ideais para fins ortodônticos.

A forma mais simples de movimento ortodôntico é a inclinação. Os movimentos de inclinação são produzidos quando uma única força (por exemplo, uma mola que se estende de um aparelho removível) é aplicada contra a coroa de um dente. Quando isso é feito, o dente gira em torno do seu "centro de resistência", um ponto localizado aproximadamente na metade da raiz. Quando o dente gira dessa forma, o PDL é comprimido próximo ao ápice da raiz, no mesmo lado da mola, e na crista do osso alveolar, no lado oposto ao da mola. A pressão máxima no PDL é criada na crista alveolar e no ápice da raiz. É criada uma pressão progressivamente menor à medida que o centro de resistência se aproxima, e a pressão é mínima nesse ponto.

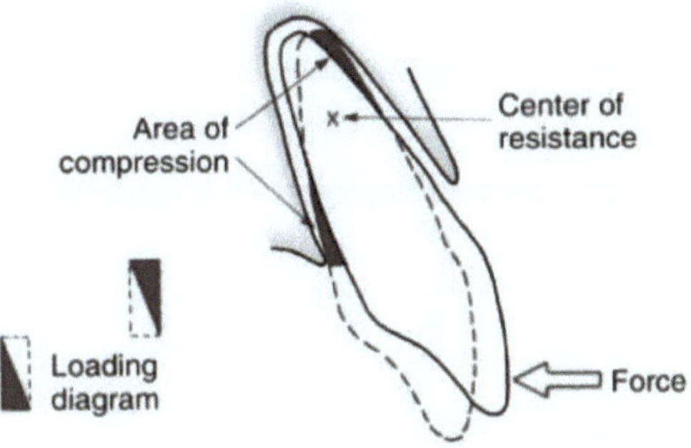

Fig. 5: A aplicação de uma única força na coroa de um dente cria uma rotação em torno de um ponto aproximadamente a meio da raiz. Uma forte pressão é sentida no ápice da raiz e na crista do osso alveolar, mas a pressão diminui para zero no centro de resistência. O diagrama de carga consiste, portanto, em dois triângulos, como mostrado.

Na inclinação, apenas metade da área da PDL que poderia ser carregada o é de facto. O "diagrama de carga" consiste em dois triângulos, cobrindo metade da área total da PDL. Por outro lado, a pressão nas duas áreas onde se concentra é elevada em relação à força aplicada à coroa. Por esse motivo, as forças utilizadas para inclinar os dentes devem ser mantidas em níveis bastante baixos. Tanto as experiências com animais quanto a experiência clínica com humanos sugerem que as forças de inclinação para um dente unirradicular não devem exceder aproximadamente 50 gm, e forças mais leves são melhores para dentes menores (que têm uma PDL menor).

Se duas forças são aplicadas simultaneamente na coroa de um dente, o dente pode ser movimentado corporalmente (transladado), ou seja, o ápice da raiz e a coroa se movem na mesma direção e na mesma quantidade. Nesse caso, a área total do PDL é carregada uniformemente. É evidente que, para produzir a mesma pressão no PDL e, portanto, a mesma resposta biológica, seria necessário o dobro da força para o movimento corporal e para a inclinação. Para movimentar um dente de modo que ele fique parcialmente inclinado e parcialmente transladado, seriam necessárias forças intermediárias entre as necessárias para a inclinação pura e o movimento corporal.

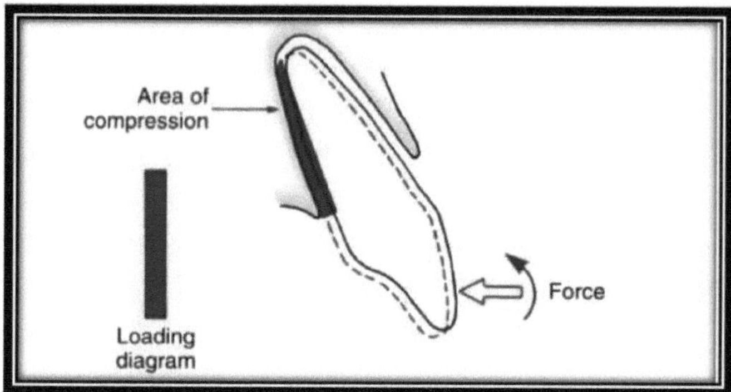

Fig. 6: A translação ou movimento corporal de um dente requer que o espaço PDL seja carregado uniformemente desde a crista alveolar até ao ápice, criando um diagrama de carga retangular.

Type of movement	Force* (gm)
Tipping	35-60
Bodily movement (translation)	70-120
Root uprighting	50-100
Rotation	35-60
Extrusion	35-60
Intrusion	10-20
*	

Tabela 2: Forças óptimas para o movimento ortodôntico dos dentes

Teoricamente, as forças para produzir a rotação de um dente em torno do seu longo eixo poderiam ser muito maiores do que as forças para produzir outros movimentos dentários, uma vez que a força poderia ser distribuída por toda a PDL, em vez de uma estreita faixa vertical. No entanto, de facto, é essencialmente impossível aplicar uma força de rotação de modo a que o dente não se incline no seu alvéolo e, quando isso acontece, é criada uma área de compressão, tal como em qualquer outro movimento de inclinação. Por esse motivo, as forças adequadas para a rotação são semelhantes às forças para a inclinação.

A extrusão e a intrusão são também casos especiais. Os movimentos extrusivos idealmente não produziriam áreas de compressão dentro da PDL, apenas tensão. Tal como a rotação, esta é mais uma possibilidade teórica do que prática, uma vez que se o dente inclinasse durante a extrusão, seriam criadas áreas de compressão. Para a intrusão, é necessária uma força leve, pois a força será concentrada numa pequena área no ápice do dente. Assim como na extrusão, o dente provavelmente inclinará um pouco ao ser intruído, mas a força ainda estará concentrada no ápice. Somente se a força for mantida muito leve é que a intrusão pode ser esperada.

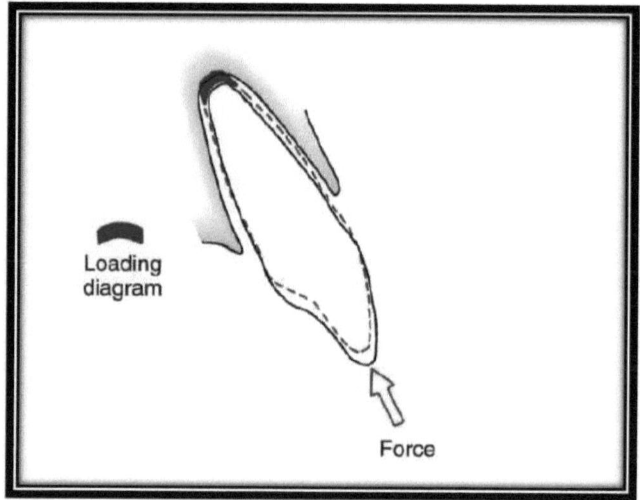

Fig. 7: Quando um dente é intruído, a força é concentrada numa pequena área no ápice. Por esta razão, são necessárias forças extremamente leves para produzir uma pressão adequada dentro da PDL durante a intrusão.

Efeitos da duração da força e do decaimento da força:-

A chave para produzir o movimento dentário ortodôntico é a aplicação de força sustentada, o que não significa que a força deva ser absolutamente contínua. Significa, sim, que a força deve estar presente durante uma porcentagem considerável do tempo, certamente horas e não minutos por dia. Como já observamos anteriormente, experiências com animais sugerem que somente após a manutenção da força por aproximadamente 4 horas é que os níveis de nucleotídeos cíclicos na PDL aumentam, indicando que essa duração da pressão é necessária para produzir os "segundos mensageiros" necessários para estimular a diferenciação celular.

A experiência clínica sugere que existe um limiar para a duração da força em humanos na faixa de 4 a 8 horas e que o movimento dentário cada vez mais eficaz é produzido se a força for mantida por períodos mais longos. Forças contínuas, produzidas por aparelhos fixos que não são afetados pelo que o paciente faz, produzem mais movimento dentário do que aparelhos removíveis, a menos que o aparelho removível esteja presente quase todo o tempo. Aparelhos removíveis usados por frações decrescentes de tempo produzem quantidades decrescentes de movimentação dentária.

A duração da força ortodôntica é classificada pela taxa de cárie como:

-Força contínua mantida a uma fração apreciável da original de uma visita do doente para a seguinte

EX: Terapia funcional fixa

-Os níveis ***de força interrompida*** diminuem para zero entre as activações

Tanto as forças contínuas como as interrompidas podem ser produzidas por aparelhos fixos que estão constantemente presentes.

EX:Mecanoterapia fixa

-Os níveis de ***força*** *intermitente* diminuem abruptamente para zero, de forma intermitente, quando um aparelho ortodôntico ou um elástico ligado a um aparelho fixo é removido pelo paciente, e depois voltam ao nível original algum tempo depois.

Forças intermitentes são produzidas por todos os aparelhos ativados pelo paciente, como placas removíveis, aparelhos extrabucais e elásticos. As forças geradas durante a função normal (por exemplo, mastigação, deglutição, fala) podem ser vistas como um caso especial de forças aplicadas intermitentemente, a maioria das quais não é mantida por horas suficientes por dia para ter efeitos significativos na posição dos dentes.

Existe uma interação importante entre a magnitude da força e a rapidez com que a força diminui à medida que o dente responde. Consideremos primeiro o efeito de uma força quase contínua. Se essa força for bastante leve, uma progressão relativamente suave do movimento dentário resultará da reabsorção frontal. No entanto, se a força contínua for intensa, a movimentação dentária será retardada até que a reabsorção subjacente possa remover o osso necessário para permitir a movimentação dentária. Nessa altura, o dente mudará rapidamente de posição e a força constante comprimirá novamente os tecidos, impedindo a reparação da PDL e criando a necessidade de nova reabsorção subjacente e assim sucessivamente. Uma força contínua tão intensa pode ser bastante destrutiva tanto para as estruturas periodontais como para o próprio dente.

Consideremos agora o efeito de forças que decaem rapidamente, de modo que a força diminui para zero depois que o dente se move apenas uma pequena distância. Se o nível de força inicial for relativamente leve, o dente se moverá um pouco por reabsorção frontal e permanecerá nessa posição até que o aparelho seja ativado novamente. Se o nível de força for suficientemente forte para produzir uma reabsorção subjacente, o dente desloca-se quando a reabsorção subjacente estiver completa. Depois disso, uma vez que a força caiu para zero nesse ponto, o dente permanecerá nessa posição até à próxima ativação. Embora a força original seja pesada, depois que o dente se move, há um período para regeneração e reparo do PDL antes que a força seja aplicada novamente.

Teoricamente, não há dúvida de que forças contínuas leves produzem o movimento dentário mais eficiente. Apesar dos melhores esforços do clínico para manter as forças leves o suficiente para produzir apenas reabsorção frontal, algumas áreas de reabsorção subjacente são provavelmente produzidas em todos os pacientes clínicos.

As forças mais pesadas que produzem esta resposta só são fisiologicamente aceitáveis se o nível de força cair rapidamente para zero, de modo a que haja um período de reparação e regeneração antes da ativação seguinte, ou se a força diminuir pelo menos até ao ponto em que não ocorram uma segunda e terceira rondas de reabsorção por minagem.

A experiência tem mostrado que os aparelhos ortodônticos não devem ser reactivados com mais frequência do que em intervalos de 3 semanas. Um ciclo de consultas de 4 a 6 semanas é mais típico na prática clínica. A reabsorção subjacente requer de 7 a 14 dias (mais tempo na aplicação inicial de força e menos tempo depois). Quando este é o modo de movimentação dentária e quando os níveis de força diminuem rapidamente, a movimentação dentária está essencialmente completa neste período de tempo. A sensatez do intervalo entre os ajustes torna-se agora clara.

Se o aparelho é elástico e forças leves produzem reabsorção frontal contínua, não há necessidade de ativação adicional. Se o aparelho for mais rígido e ocorrer reabsorção subjacente, mas depois a força cair para zero, o movimento dentário ocorre nos primeiros 10 dias, aproximadamente, e há um período igual ou maior para a regeneração e reparação do PDL antes que a força seja aplicada novamente. Essa fase de reparo é altamente desejável e necessária em muitos aparelhos. Ativar um aparelho com muita freqüência, causando um curto-circuito no processo de reparo, pode causar danos aos dentes ou ao osso que um ciclo de consultas mais longo teria evitado ou, pelo menos, minimizado.

MÉTODOS DE ACELERAÇÃO DO MOVIMENTO DENTÁRIO

Existem três fases do movimento dentário: a fase inicial, que se caracteriza por um movimento rápido após a aplicação da força; seguida de um período de desfasamento, em que há pouco ou nenhum movimento e a última fase, em que ocorre um aumento gradual ou súbito do movimento.

A fase inicial do movimento dentário envolve respostas inflamatórias agudas caracterizadas pela migração de leucócitos para fora dos capilares sanguíneos e pela produção de citocinas, que estimulam a excreção de prostaglandinas e factores de crescimento. À fase aguda segue-se a fase crónica, que envolve a proliferação de fibroblastos, células endoteliais, osteoblastos e células da medula óssea alveolar no processo de remodelação.

Foram feitas várias tentativas para criar diferentes abordagens, tanto a nível pré-clínico como clínico, a fim de obter resultados mais rápidos, mas ainda existem muitas incertezas e perguntas sem resposta relativamente à maioria destas técnicas. A maioria das tentativas pode ser classificada em:[44]

- Abordagens biológicas

- Abordagens físicas

- Abordagens cirúrgicas

ABORDAGENS BIOLÓGICAS

O tratamento ortodôntico baseia-se na premissa de que, quando a força é exercida sobre um dente e, por conseguinte, transmitida aos tecidos de revestimento adjacentes, ocorrem determinados eventos mecânicos, químicos e celulares nesses tecidos, que permitem alterações estruturais e contribuem para o movimento desse dente.

As moléculas presentes nos medicamentos e nutrientes consumidos regularmente pelos doentes podem chegar aos tecidos paradentários sob tensão mecânica através da circulação e interagir com as células-alvo locais. O efeito combinado das forças mecânicas e de um ou mais destes agentes pode ser inibitório, aditivo ou sinérgico.[45]

Foram realizadas experiências utilizando estas moléculas de forma exógena para melhorar a movimentação dentária, tanto em experiências com animais como em seres humanos. Exemplos destas moléculas são a prostaglandina E (PGE), as citocinas que incluem factores derivados de linfócitos e monócitos, o ativador do recetor do ligando do fator nuclear kappa B (RANKL) e o fator estimulador de colónias de macrófagos (MCSF).

Table 1 Biological approaches to enhance tooth movement

Authors	Biological molecules tested	Animal or humans	Duration	Acceleration
Saito et al. [9]	PGs and IL-1	Cats	Weeks	Yes
Yamasaki et al. [10]	PGs	Rats	Weeks	Yes
Yamasaki et al. [11]	PGs	Monkeys	Weeks	Yes
Leiker et al. [7]	PGs	Rats	Weeks	Yes
Yamasaki et al. [12]	PGs	Human	Months	Yes
Seifi et al. [13]	PGs + Ca	Rats	Weeks	Yes and stabilize root resorption
Seifi et al. [13]	PGs − Ca	Rats	Weeks	Yes
Kanzaki et al. [14]	RANKL/RANK	Animals	Weeks	Yes
	OPG	Animals	Weeks	Yes
Nishijima et al. [15]	RANKL/RANK/OPG and root resorption	Human	Months	Relation with root resorption
Collins et al. [16]	Vitamin D	Cats	Weeks	Yes
Kale et al. [17]	Vitamin D and PGs	Rats	Weeks	Yes
Soma et al. [18]	PTH	Rats	Weeks	Yes
Soma et al. [19]	PTH	Rats	Weeks	Yes
Liu Zi et al. [20]	Relaxin	Rats	Weeks	Yes
Madan et al. [21]	Relaxin	Rats	Weeks	Effect on collage fibers
Mcgorray et al. [22]	Relaxin	Human	Weeks	No

PGs, prostaglandins; RANKL, receptor activator of nuclear factor kappa B ligand; PTH, parathyroid hormone; Ca ,Calcium.

Fig. 10- Abordagens biológicas para melhorar a movimentação dentária

Efeito das citocinas no movimento dentário -

Verificou-se que a elevada concentração de citocinas, tais como as interleucinas IL-1, IL-2, IL-3IL-6, IL-8 e o fator de necrose tumoral alfa (TNF), desempenham um papel importante na remodelação óssea; além disso, a interleucina-1 (IL-1) estimula a função dos osteoclastos através do seu recetor nos osteoclastos. Verificou-se também que o stress mecânico devido ao tratamento ortodôntico aumentava a produção de prostaglandina PGE e IL-1 beta nos ligamentos periodontais. Estas experiências foram realizadas em gatos, em que um canino foi inclinado distalmente com 80 g de força, durante horas e dias, e depois foram realizadas experiências de imunohistoquímica e microfotometria para medir a intensidade de PGE e IL-1 beta, que se verificou ser mais elevada no lado da tensão.[46]

Outras citocinas que também estão envolvidas na aceleração do movimento dentário são o RANKL, que é uma proteína ligada à membrana nos osteoblastos que se liga ao RANK nos osteoclastos e causa osteoclastogénese. Por outro lado, a osteoprotegerina (OPG) compete com o

RANKL na ligação aos osteoclastos para inibir a osteoclastogénese. O processo de remodelação óssea é um equilíbrio entre o sistema (RANKL-RANK) e o composto OPG.[47]

Neste sentido, a utilização de moléculas biológicas na aceleração da movimentação dentária foi demonstrada em duas experiências únicas, nas quais se demonstrou que a transferência do gene RANKL para o tecido periodontal induziu uma expressão genética prolongada para o aumento da osteoclastogénese e aceleração da movimentação dentária em ratos. Por outro lado, a transferência do gene OPG inibiu os movimentos dentários ortodônticos.

Verificou-se que os dentes juvenis se movem mais rapidamente do que os adultos, o que se deve à menor quantidade de rácio RANKL/OPG no fluido crevicular gengival (GCF) em pacientes adultos, medido pelo método de ensaio imunoenzimático. Também foi encontrada uma correlação entre RANK, OPG e reabsorção radicular durante o movimento ortodôntico dos dentes, e os pacientes com reabsorção radicular produziram uma grande quantidade de RANKL no local comprimido.[48]

Efeito das prostaglandinas no movimento dos dentes -

As prostaglandinas (PGs) são mediadores inflamatórios e uma hormona parácrina que actua nas células vizinhas para estimular a reabsorção óssea, aumentando diretamente o número de osteoclastos. Foram realizadas experiências in vivo e in vitro para mostrar claramente a relação entre as PGs, as forças aplicadas e a aceleração do movimento dentário. Yamasaki foi um dos primeiros a investigar o efeito da administração local de prostaglandina em ratos e macacos.[49]

Além disso, as experiências mostraram que as injecções de PGE2 exógena durante um período de tempo prolongado provocaram a aceleração dos movimentos dentários em ratos. Além disso, a taxa de aceleração não foi afetada por injecções únicas ou múltiplas ou entre diferentes concentrações da PGE2 injectada.

No entanto, a reabsorção radicular foi muito claramente relacionada com as diferentes concentrações e número de injecções administradas. Também foi demonstrado que a administração de PGE2 na presença de cálcio estabiliza a reabsorção radicular enquanto acelera o movimento dentário. Além disso, a PGE2 produzida quimicamente foi estudada em ensaios humanos com experiências de boca dividida nos casos de extração do primeiro pré-molar. Nestas experiências, a taxa de retração distal dos caninos foi 1,6 vezes mais rápida do que no lado de controlo.[50]

Efeito da Vitamina D3 na movimentação dentária -

A vitamina D3 também atraiu a atenção de alguns cientistas para o seu papel na aceleração do movimento dentário; o 1,25 dihidroxicolecalciferol é uma forma hormonal da vitamina D e desempenha um papel importante na homeostasia do cálcio com a calcitonina e a hormona paratiroide (PTH).

Outro grupo de investigadores fez uma experiência em que injectou metabolitos de vitamina D na PDL de gatos durante várias semanas; verificou-se que a vitamina D acelerou o movimento dentário a uma taxa de 60% superior à do grupo de controlo devido ao aumento de osteoclastos no local de pressão, tal como detectado histologicamente.

Foi também investigada uma comparação entre a injeção local

de vitamina D e PGEs em dois grupos diferentes de ratos. Verificou-se que não existe uma diferença significativa na aceleração entre os dois grupos. No entanto, o número de osteoblastos no lado da pressão que foi injetado com vitamina D foi maior do que no lado da PGE2. Isto indica que a vitamina D pode ser mais eficaz na renovação óssea.[51]

Efeito da PTH no movimento dentário -

Foi demonstrado que a PTH acelera o movimento dentário ortodôntico em ratos, que foi estudado através da infusão contínua de PTH (1 a 10 pg/100 g de peso corporal/dia) implantada na região dorsocervical, e os molares foram movidos 2 a 3 vezes mais rápido mesialmente por mola helicoidal ortodôntica.

Alguns estudos demonstraram que a PTH injetada localmente induz a reabsorção óssea local, sendo mais vantajoso administrar PTH localmente do que sistemicamente. O desenvolvimento de uma aplicação de libertação lenta que mantém a concentração local de PTH durante um longo período de tempo foi muito eficaz, como demonstrado mais tarde, em que a injeção diária de PTH dissolvida em meio de gel permitiu uma libertação lenta que causou uma aceleração 1,6 vezes mais rápida dos dentes, em comparação com a injeção diária de PTH dissolvida em solução salina, que não causou qualquer aceleração.[52]

Efeito da relaxina no movimento dentário -

O efeito da relaxina também foi investigado. A relaxina é uma hormona que ajuda durante o parto através do alargamento dos ligamentos púbicos nas mulheres e sugere-se que esteja presente na sutura craniana e na PDL. O papel da relaxina é conhecido na remodelação dos tecidos moles e não na remodelação do osso. Foi demonstrado que aumenta o colagénio no local de tensão e diminui-o no local de compressão durante o movimento ortodôntico.

Além disso, a administração de relaxina humana pode acelerar os estágios iniciais da movimentação dentária ortodôntica em experimentos com ratos. No entanto, outro estudo mostrou que a relaxina humana não acelera a movimentação dentária ortodôntica em ratos, mas pode reduzir o nível de organização da PDL e a força mecânica da PDL e aumentar a mobilidade dentária. Nessas experiências, também foram realizados estudos in vitro para testar a força mecânica da PDL e a mobilidade dentária, utilizando tecidos de mais 20 ratos que haviam recebido previamente o mesmo tratamento com relaxina por vários dias.[53]

A remodelação da PDL pela relaxina pode reduzir a taxa de recidiva após o tratamento ortodôntico, como sugerido por outros. Foram realizados ensaios clínicos aleatórios em humanos através de injecções semanais de 50 μg de relaxina durante 8 semanas. O movimento dentário foi medido semanalmente em impressões de polivinil siloxano que foram digitalizadas.

Não foram observadas alterações significativas na aceleração do movimento dentário e na taxa de recidiva.

Cafeína -

O movimento dentário ortodôntico (OTM), como consequência da remodelação dos tecidos periodontais induzida pela força, envolve o alongamento do ligamento periodontal (PDL), a deposição dos ossos alveolares no lado da tensão, a compressão do PDL e a reabsorção dos ossos alveolares no lado da pressão e, finalmente, a aproximação de um novo equilíbrio no complexo cemento-ligamento periodontal-osso alveolar.

Uma vez que o movimento dentário está relacionado com mudanças tão complicadas, o tratamento ortodôntico tem um período comum de 1-2 anos, durante o qual os dispositivos ortodônticos têm de ser colocados, tornando a manutenção da higiene oral mais difícil e demorada, os pacientes são assim mais vulneráveis a doenças periodontais e cáries. Para encurtar o período de tratamento, os ortodontistas nunca deixaram de explorar métodos para acelerar a taxa de OTM.

Uma variedade de terapias, incluindo a aplicação local de PTH, RANKL, osteocalcina e prostaglandinas, tem demonstrado provocar uma OTM mais rápida. No entanto, existem grandes dificuldades na aplicação clínica destes agentes. Para além disso, a utilização de tais medicamentos implica encargos adicionais para os doentes, como por exemplo os potenciais efeitos adversos.

Curiosamente, o feedback de alguns pacientes ortodônticos demonstra que a ingestão diária de café pode contribuir para uma movimentação dentária mais rápida. Além disso, pesquisas anteriores mostraram que o Erigeron Breviscapus, um medicamento tradicional chinês que contém cafeína, o principal componente eficaz do café, de facto acelerou a OTM. Neste artigo teórico, portanto, levantamos a hipótese de que o consumo diário de café pode ajudar a melhorar a OTM e, consequentemente, encurtar o tempo em que os pacientes têm de usar aparelho ortodôntico.

Diminuição temporária da DMO (densidade mineral óssea) induzida pela cafeína A cafeína (1,3,7-metilxantina), membro da família das metilxantinas, é a substância psicoactiva mais consumida, estando presente no café, no chá e em bebidas gaseificadas como a cola. Muitos estudos demonstraram que o consumo de cafeína está relacionado com uma baixa densidade óssea.

Os mecanismos, no entanto, são complicados. Existem provas que sugerem que o consumo de cafeína aumenta a excreção urinária de cálcio.

Verificou-se que a perda de cálcio induzida pela cafeína é consequência da redução da reabsorção renal causada pelo seu antagonismo à adenosina, que desempenha um papel importante na resposta de feedback tubuloglomerular como mediador, e identificou-se que este antagonismo é provocado pela semelhança estrutural da cafeína com a adenosina.

A cafeína compensa o efeito da adenosina através da regulação positiva da enzima adenilil ciclase, aumentando depois a concentração intracelular de AMPc e, consequentemente, activando a proteína quinase A (PKA), o que leva finalmente à perda de cálcio através da urina.

A baixa concentração de cálcio sérico produzida pelo mecanismo acima referido promove a secreção da hormona paratiroide (PTH), que estimula a dissolução do conteúdo mineral ósseo no sangue, provocando assim uma redução da DMO. No entanto, a administração de cafeína a longo prazo induz uma elevação da absorção intestinal de cálcio através do aumento da produção de 1,25-(OH)2-D, o que faz com que o equilíbrio do cálcio volte ao normal, indicando que a diminuição da densidade óssea pode ser temporária e regressar aos níveis normais através da regulação neuro-humoral. Para além da regulação sistémica do metabolismo do cálcio, a cafeína pode inibir diretamente os processos de desenvolvimento dos osteoblastos, que incluem a proliferação, seguida da maturação e mineralização da matriz, o que resulta na falta de osteoblastos activados e, consequentemente, na diminuição da DMO.

Foram efectuados muitos estudos para elucidar o mecanismo subjacente ao efeito inibitório induzido pela cafeína nos osteoblastos. Trabalhos anteriores descobriram que a cafeína, através de duas vias, aumenta a concentração de AMPc intracelular, um mediador a montante que regula negativamente a proliferação dos osteoblastos; em primeiro lugar, a cafeína inibe a fosfodiesterase que decompõe o AMPc e, em segundo lugar, a cafeína induz um aumento da produção de prostaglandina E2 (PGE2) in vitro e in vivo.

Uma concentração elevada de PGE2 pode aumentar o AMPc intracelular nos osteoblastos e também foi relatado que regula positivamente a atividade dos osteoclastos e inibe a síntese de colagénio, levando a uma reabsorção óssea mais rápida e a uma deposição óssea mais lenta.

Além disso, foi demonstrado que a cafeína diminui a expressão do recetor da vitamina D (VDR) na superfície das células dos osteoblastos; e o VDR desempenha um papel essencial na via através da qual a 1,25-(OH)2-D3 modula a proliferação, diferenciação e atividade da fosfatase alcalina (ALP) dos osteoblastos.

Tassinari et al. verificaram ainda que, quando os osteoblastos foram tratados com cafeína numa concentração relativamente baixa (0,1 e 0,2 mm), a diminuição da atividade da ALP e a síntese de colagénio que conduzem a uma matriz extracelular alterada incompetente para a mineralização regressam aos níveis normais apesar da interferência consistente da cafeína, indicando que o efeito negativo da cafeína no desenvolvimento dos osteoblastos é mais um atraso do que uma inibição completa.

Estrogénio

O estrogénio é um regulador essencial do tecido ósseo. A remodelação do osso alveolar e do ligamento periodontal é a base do movimento dentário ortodôntico (OTM). Existe uma coregulação negativa entre os níveis fisiológicos de estrogénio e a taxa de OTM. Como possível fator inibidor da OTM, o estrogénio suprime a reabsorção óssea, inibindo a diferenciação osteoclástica e limitando o tempo de vida dos osteoclastos através de múltiplas vias e citocinas, o que leva à supressão do passo inicial da remodelação óssea. Por outro lado, o estrogénio estimula a diferenciação e a função osteoblástica.

O recetor de estrogénio-α (ERa) está envolvido nas respostas osteogénicas à estimulação mecânica e a expressão de ERa é regulada positivamente pelos níveis de estrogénio circulatório. A reabsorção radicular induzida ortodonticamente (OIRR) é um efeito secundário comum do tratamento ortodôntico. O estrogénio pode ter alguns efeitos inibitórios na OIRR, mas são necessários mais estudos para se chegar a uma conclusão efectiva.

A investigação sobre a osteoporose pós-menopáusica revelou importantes efeitos reguladores do estrogénio no esqueleto. A deficiência de estrogénio pode causar perda óssea devido à falta da função do estrogénio de inibir a atividade dos osteoclastos e promover a proliferação e sobrevivência dos osteoblastos (Khosla, Oursler, & Monroe, 2012). Além disso, o estrogénio restringe a osteoblastogénese e a osteoclastogénese dos precursores da medula óssea, suprimindo assim a taxa de remodelação óssea (Syed & Khosla, 2005). Os efeitos do estrogénio são realizados principalmente através da sua ligação aos receptores de estrogénio.

Os receptores de estrogénio clássicos incluem os receptores nucleares do recetor de estrogénio-α (ERa) e do recetor de estrogénio-β (ERβ). Estes dois tipos de receptores funcionam como factores de transcrição para mediar os efeitos reguladores do estrogénio na expressão genética.

O recetor de estrogénio 1 acoplado à proteína G (GPER1) é um recetor de membrana que medeia os efeitos não genómicos rápidos do estrogénio. Entre os receptores de estrogénio, o ERa é fundamental nas respostas osteogénicas a tensões mecânicas de uma forma independente do ligando, interagindo com o fator de crescimento semelhante à insulina (IGF) e as vias da WnEβ-catenina (Galea, Price, & Lanyon, 2013).

A resposta da H-proteína às forças mecânicas dos tecidos periodontais e a consequente remodelação do osso alveolar são a base do movimento dentário ortodôntico (OTM). Tendo em conta os importantes efeitos reguladores do estrogénio no metabolismo ósseo, pode especular-se que o estrogénio pode afetar a OTM e a reabsorção radicular induzida ortodonticamente (OIRR).

Na prática, as pacientes do sexo feminino constituem 63% a 98% do grupo que procura tratamento ortodôntico (Duan et al., 2016), e os seus níveis de estrogénio durante os ciclos menstruais, a gravidez e a menopausa apresentam variações significativas. Nos ciclos menstruais, os níveis de estrogénio flutuam num âmbito de cinco vezes do ponto mais baixo. O estrogénio no período de gestação é 100-1000 vezes mais elevado do que antes ou depois da gravidez, e as mulheres pós-menopáusicas perdem 80-90% do fornecimento de estrogénio. Assim, esta variabilidade significativa dos níveis de estrogénio pode ter algum impacto nos processos terapêuticos e nos resultados do tratamento ortodôntico.

Experiências em animais e ensaios clínicos revelaram que o movimento dentário era acelerado quando as forças ortodônticas eram aplicadas numa altura em que o nível circulatório de estrogénio era relativamente baixo. As ratas que sofreram ovariectomia (OVX) apresentaram uma taxa aumentada de OTM e quantidades reguladas de osteoblastos e osteoclastos nas superfícies do osso alveolar (Seifi, Ezzati, Saedi, & Hedayati, 2015; Sirisoontorn et al., 2011; Yamashiro & Takano-Yamamoto, 2001).

As forças mecânicas produzidas pelos aparelhos ortodônticos são transmitidas aos tecidos periodontais através da matriz extracelular e detectadas pelos osteócitos, células do ligamento periodontal (PDL) e osteoblastos (Vansant, Cadenas De Llano-Pérula, Verdonck, & Willems, 2018). Estes sensores de sinais mecânicos são então activados através das vias da proteína quinase activada por mitogénio (MAPK) e das proteínas Rho. Consequentemente, as citocinas são libertadas de forma desigual nos lados compressivo e tensivo do periodonto

Os osteócitos são sensíveis a sinais mecânicos e podem reagir à estimulação mecânica através da libertação rápida de NO e prostaglandina (PG), da remodelação do citoesqueleto de actina e de oscilações elevadas do cálcio intracelular (Deepak, Kayastha, & McNamara, 2017; Joldersma, Klein-Nulend, Oleksik, Heyligers, & Burger, 2001; Sterck, Klein-Nulend, Lips, & Burger, 1998), influenciando ainda mais a proliferação e diferenciação de osteoclastos e osteoblastos.

Embora o estrogénio aumente a libertação de PGE2, a reabsorção radicular induzida ortodonticamente (OIRR) é um efeito secundário comum do tratamento ortodôntico e ocorre juntamente com as actividades celulares dos osteoclastos, macrófagos, odontoclastos e cementoclastos quando estas células removem o tecido hialinizado necrótico (Feller, Khammissa, Thomadakis, Fourie, & Lemmer, 2016; Meikle, 2006).No que diz respeito aos efeitos do estrogénio na OIRR, Irin et al. verificaram que os ratos OVX apresentavam crateras de reabsorção radicular mais profundas e maiores do que o grupo de controlo sob a ação.

Drogas-

O tratamento ortodôntico baseia-se na premissa de que, quando a força é exercida sobre um dente e, por conseguinte, transmitida aos tecidos de revestimento adjacentes, ocorrem determinados eventos mecânicos, químicos e celulares nesses tecidos que permitem alterações estruturais e contribuem para o movimento desse dente. As alterações específicas que ocorrem no tecido ósseo de revestimento que rodeia a raiz de um dente em movimento ortodôntico são normalmente descritas da seguinte forma: a reabsorção do osso no lado da pressão da parede do alvéolo torna o espaço disponível, à frente do dente que avança, enquanto a deposição de osso no lado da tensão do alvéolo mantém uma parede do alvéolo que avança progressivamente atrás do dente em movimento.

Esta fase inicial da movimentação dentária ortodôntica envolve uma resposta inflamatória aguda caracterizada por vasodilatação periodontal, sendo a sensação de dor uma reação comum dos pacientes sujeitos a forças ortodônticas.

Embora o mecanismo exato de conversão da força ortodôntica em resposta celular não seja compreendido, recentemente foram alcançados grandes avanços na descoberta do papel que alguns factores como o monofosfato de adenosina cíclico (AMPc), o cálcio, a colagenase e as prostaglandinas (PGs) desempenham na mediação do movimento dentário em resposta à força ortodôntica.

As moléculas produzidas em vários tecidos doentes ou os fármacos e nutrientes consumidos regularmente pelos doentes podem chegar aos tecidos paradentários sob tensão mecânica através da circulação e interagir com as células-alvo locais.

O efeito combinado das forças mecânicas e de um ou mais desses agentes pode ser inibitório, aditivo ou sinérgico. A pesquisa ortodôntica atual tem como objetivo desenvolver métodos para aumentar a concentração tecidual de moléculas que promovam a movimentação dentária e, ao mesmo tempo, diminuir a concentração de elementos indesejáveis, que podem produzir efeitos colaterais prejudiciais. O presente artigo discute detalhadamente os vários fármacos possíveis que podem provocar alterações na movimentação dentária ortodôntica desejada

Medicamentos que afectam o movimento dos dentes

Segundo a OMS (1966), medicamento é qualquer substância ou produto que é utilizado para modificar ou explorar sistemas fisiológicos ou estados patológicos em benefício do destinatário. Durante o tratamento ortodôntico, são prescritos medicamentos para controlar a dor causada pela aplicação de força nos tecidos biológicos, controlar os problemas da articulação temporomandibular (ATM) e combater algumas infecções ao longo do tratamento.

Para além destes medicamentos, em todos os consultórios de ortodontia também se encontram doentes que consomem vitaminas, minerais, suplementos hormonais e outros compostos para a prevenção ou tratamento de várias doenças. Alguns desses medicamentos podem ter efeitos profundos nos resultados a curto e longo prazo da prática ortodôntica. Por isso, é necessário rever o mecanismo de ação e os efeitos dos medicamentos comumente utilizados na remodelação tecidual e na movimentação dentária ortodôntica.

Analgésico é um fármaco que alivia seletivamente a dor, actuando no SNC ou nos mecanismos periféricos da dor, sem alterar significativamente a consciência. Os anti-inflamatórios não esteróides (AINE) não afectam a sensibilidade induzida pela aplicação direta de PGs, mas bloqueiam o mecanismo de sensibilização à dor induzido pelas bradicininas, factores de necrose tumoral (TNF), interleucinas (IL), etc. A ação analgésica deve-se principalmente à obstrução dos receptores periféricos da dor e à prevenção da sensibilização das terminações nervosas induzida pelos PG. Os AINE são um inibidor relativamente fraco da síntese de PG e a ação anti-inflamatória pode ser exercida pela redução da produção de superóxido pelos neutrófilos e da libertação de TNF, pela eliminação de radicais livres e pela inibição da atividade da metaloprotease na cartilagem.

Os medicamentos mais utilizados em ortodontia destinam-se ao controlo da dor após a aplicação de força mecânica no dente. A inibição da reação inflamatória produzida pelas PGs retarda a movimentação dentária. Pesquisas recentes demonstraram os mecanismos moleculares por trás da inibição da movimentação dentária pelos AINEs.

Verificou-se que os níveis de metaloproteinases da matriz (MMP9 e MMP2) estavam aumentados, juntamente com uma elevada atividade de colagenase, seguida de uma redução na síntese de procolagénio, que é essencial para a remodelação óssea e periodontal. Todo o processo é controlado pela inibição da atividade da ciclo-oxigenase (COX), levando a uma alteração da remodelação da matriz vascular e extravascular, causando uma redução no ritmo do movimento dentário.

O ácido acetilsalicílico e os compostos relacionados, e a sua ação resulta da inibição da atividade da COX, que converte os ácidos gordos insaturados da membrana celular em PGs. A experiência clínica mostra que a movimentação dentária ortodôntica é muito lenta nos doentes submetidos a terapêutica acetilsalicílica prolongada. A terapêutica com salicilatos diminui a reabsorção óssea através da inibição da síntese de PGs e pode afetar a diferenciação dos osteoclastos a partir dos seus precursores. Por conseguinte, recomenda-se que os doentes submetidos a tratamento ortodôntico não sejam aconselhados a tomar aspirina e compostos relacionados durante um período mais longo durante o tratamento ortodôntico.

Um desenvolvimento recente interessante é observado nas prescrições de um inibidor específico da COX-2, um medicamento sem efeito na síntese de PGE2. O medicamento bloqueia seletivamente a enzima COX-2 e impede a produção de PGs que causam dor e inchaço.

Como bloqueia seletivamente a enzima COX-2 e não a enzima COX-1, foi sugerido que o medicamento pode ser utilizado com segurança durante a mecanoterapia ortodôntica, sem causar efeitos negativos na movimentação dentária. Este medicamento deixou de ser prescrito devido ao risco de eventos cardiovasculares.

Um estudo recente relatou que a nabumetona, pertencente ao grupo dos AINE, reduz a quantidade de reabsorção radicular, juntamente com o controlo da dor provocada por forças ortodônticas intrusivas, sem afetar o ritmo da movimentação dentária.

É um inibidor fraco da COX-1 e da COX-2 que também reduz os níveis urinários de prostaglandinas após administração sistémica e não demonstrou qualquer efeito sobre o movimento dentário ortodôntico em cobaias e coelhos. Estudos comparativos e a experiência clínica demonstraram que o acetaminofeno é eficaz no controlo da dor e do desconforto associados ao tratamento ortodôntico.

Yamasaki et al. administraram indometacina a ratos e inseriram um pedaço de elástico entre os seus dentes molares. Verificou-se que o aparecimento de osteoclastos no septo interradicular do osso do primeiro molar foi inibido pela indometacina. Verificaram também que o imidazol, que é um inibidor específico da síntese do tromboxano A2 mas não pára a síntese de outras prostaglandinas, tinha um efeito semelhante. Sandy e Harris verificaram que o flurbiprofeno inibia o aparecimento de osteoclastos, mas não tinha qualquer efeito significativo no movimento dos dentes em coelhos.

Chumbley e Tuncay verificaram que a indometacina reduziu para metade o movimento dentário ortodôntico em gatos e também afirmaram que o movimento dentário é inibido em doentes que tomam AINEs. Mohammed et al. encontraram uma inibição significativa do movimento dentário em ratos que receberam indometacina.

Fluoretos

O flúor é um dos oligoelementos com efeito no metabolismo dos tecidos. O flúor aumenta a massa óssea e a densidade mineral e, devido a estas acções esqueléticas, tem sido utilizado no tratamento da doença óssea metabólica, a osteoporose.

Mesmo um tratamento de cáries muito ativo com fluoreto de sódio durante o tratamento ortodôntico pode atrasar o movimento dentário ortodôntico e aumentar o tempo de tratamento ortodôntico. O fluoreto de sódio demonstrou inibir a atividade osteoclástica e reduzir o número de osteoclastos activos.

Bisfosfonatos-

Os bisfosfonatos (BPN) têm uma forte afinidade química com a superfície da fase sólida do fosfato de cálcio, o que provoca a inibição da agregação, dissolução e formação de cristais de hidroxiapatite. Os bisfosfonatos provocam um aumento dos níveis de cálcio intracelular em linhas celulares do tipo osteoclástico, redução da atividade osteoclástica, prevenção do desenvolvimento osteoclástico a partir de precursores hematopoiéticos e produção de um fator inibidor dos osteoclastos.

Estudos demonstraram que os BPNs podem inibir o movimento dentário ortodôntico e atrasar o tratamento ortodôntico. A aplicação tópica de BPNs pode ser útil na ancoragem e retenção de dentes sob tratamento ortodôntico.

Hormonas da tiroide-

As hormonas tiroideias são recomendadas para o tratamento do hipotiroidismo e utilizadas após a tiroidectomia em terapêutica de substituição. A administração de tiroxina leva a um aumento da remodelação óssea, a um aumento da atividade de reabsorção óssea e a uma redução da densidade óssea. Os efeitos no tecido ósseo podem estar relacionados com o aumento da produção de interleucina-1 (IL-1B) induzida pelas hormonas tiroideias em baixas concentrações, com a formação de osteoclastos estimulada por citocinas e com a reabsorção óssea osteoclástica.

A hormona tiroideia aumenta a velocidade de movimentação dentária ortodôntica em doentes submetidos a esta medicação. A administração de tiroxina em doses baixas e a curto prazo reduz a frequência da reabsorção radicular "induzida pela força". A diminuição da reabsorção pode estar relacionada com uma alteração no processo de remodelação óssea e um reforço da proteção do cemento e da dentina à reabsorção osteoclástica "induzida pela força".

Corticosteróides-

As evidências indicam que o principal efeito dos corticosteróides no tecido ósseo é a inibição direta da função osteoblástica, diminuindo assim a formação óssea total. A diminuição da formação óssea deve-se a níveis elevados de PTH causados pela inibição da absorção intestinal de cálcio, que é induzida pelos corticosteróides.

Os corticosteróides aumentam a taxa de movimentação dentária e, uma vez que a formação de novo osso pode ser difícil num doente tratado, diminuem a estabilidade da movimentação dentária e a estabilidade do tratamento ortodôntico em geral

Quando são utilizados durante longos períodos de tempo, o principal efeito secundário é a osteoporose. Foi demonstrado em modelos animais com este tipo de osteoporose que a taxa de movimento dentário ativo é maior, mas o movimento dentário é menos estável, uma vez que existe pouco osso presente e não há indicação de formação óssea. Pode ser necessária uma retenção mais extensa.

Antagonistas das interleucinas-

Os antagonistas de IL inibem a IL-1, produzida por monócitos, macrófagos e algumas células especializadas, importantes para a resposta inflamatória, e a IL-6 e COX-2. Esses fármacos influenciam a resposta inflamatória após a aplicação de força, reduzindo o ritmo da movimentação dentária e da remodelação óssea.

Antagonistas do TNF-α

Os antagonistas do TNF-α bloqueiam o TNF-α nas citocininas inflamatórias libertadas por monócitos, macrófagos e linfócitos T activados, que são essenciais para as respostas inflamatórias após a aplicação de força.

Ecistatina e péptidos RGD-

Outra abordagem recente é a injeção local de inibidores da integrina, como a equistatina e os péptidos RGD (ácido arginina-glicina-aspártico), em ratos, para evitar o movimento dentário, melhorando assim a ancoragem. Estudos recentes demonstraram uma diminuição da reabsorção radicular após a aplicação de força ortodôntica após a administração de equistatina.

Medicamentos imunomoduladores-

A maioria destes medicamentos utilizados no tratamento da artrite reumatoide inclui agentes imunomoduladores como a leflunomida, os antagonistas do TNF (Etanercept) e os antagonistas da interleucina (Anakinra). Os fármacos imunomoduladores modulam o fator nuclear kappa-beta, as tirosina-quinases na via de sinalização, a IL-6, as MMPs e a PGE2, todos eles essenciais para o processo de remodelação óssea.

Medicamentos imunossupressores-

Os doentes com insuficiência renal crónica ou transplantados renais e que tomam medicamentos imunossupressores podem encontrar algumas dificuldades durante o tratamento ortodôntico. Os medicamentos consumidos para prevenção da rejeição de enxertos (ciclosporina A) produzem hiperplasia gengival severa, dificultando o tratamento ortodôntico e a manutenção da higiene oral. O tratamento deve ser iniciado ou retomado após a remoção cirúrgica dos tecidos gengivais excessivos, desde que haja uma boa higiene oral. Sempre que possível, os aparelhos fixos devem ser mantidos por um período mínimo com braquetes, evitando-se o uso de bandas cimentadas. Os aparelhos removíveis, nestes casos, não são recomendados devido à sua má adaptação.

Medicamentos anticancerígenos-

Estes são utilizados para o tratamento de cancros infantis. Há todas as probabilidades de se observarem perturbações no crescimento e desenvolvimento dentário e do corpo em geral devido aos efeitos adversos dos agentes quimioterapêuticos. Afirma-se claramente que os doentes que foram submetidos a quimioterapia com busulfan/ciclofosfamida pertencem ao grupo de risco para o tratamento ortodôntico.

Fenitoína-

Induz a hiperplasia gengival devido ao crescimento excessivo das fibras de colagénio gengival, que envolvem a papila interdentária, dificultando a aplicação da mecânica ortodôntica e a manutenção da higiene oral.

O ácido valpróico tem potencial para induzir sangramento gengival mesmo com pequenos traumas, dificultando as manobras ortodônticas. A gabapentina produz xerostomia, dificultando a manutenção da higiene oral durante o tratamento ortodôntico.

Abuso de álcool

O álcool atravessa a barreira placentária e pode atrasar o crescimento ou o peso do feto, criar estigmas faciais caraterísticos, danificar os neurónios e as estruturas cerebrais, o que pode resultar em problemas psicológicos ou comportamentais, e causar outros danos físicos (Síndrome Alcoólica Fetal ou SAF). As três caraterísticas faciais da SAF são um filtro liso, vermelhão fino e pequenas fissuras palpebrais. A ingestão crónica de grandes quantidades de etanol diariamente pode ter efeitos devastadores em vários sistemas de tecidos, incluindo o sistema esquelético. O etanol circulante inibe a hidroxilação da vitamina D3 no fígado, comprometendo assim a homeostase do cálcio. Nestes casos, a síntese de PTH é aumentada, fazendo pender o equilíbrio da função celular para uma maior reabsorção dos tecidos mineralizados, incluindo a reabsorção radicular, a fim de manter os níveis normais de cálcio no sangue.Davidovitch et al. descobriram que os alcoólicos crónicos que recebem tratamento ortodôntico correm um elevado risco de desenvolver reabsorção radicular grave durante o curso do tratamento ortodôntico.

Dieta

O desenvolvimento da cavidade oral e das suas estruturas é influenciado pelo estado nutricional de um indivíduo e tanto as deficiências como as toxicidades podem causar malformações. Uma boa nutrição pode maximizar e uma má nutrição pode prejudicar a resposta biológica adequada.

Embora os ortodontistas raramente vejam manifestações francas de deficiências nutricionais, deve-se reconhecer que níveis subótimos de certos nutrientes são comuns e têm um efeito sobre as respostas biológicas dos tecidos influenciados pelo tratamento ortodôntico.

Uma compreensão básica da nutrição, bem como uma boa orientação e capacidade de comunicação, ajudará os profissionais de ortodontia a melhorar os resultados ortodônticos, além de ajudar a melhorar a qualidade de vida dos seus pacientes. Acredita-se que os efeitos da degradação mecânica sejam a principal causa da degradação dos elásticos ortodônticos durante o uso clínico. Os efeitos dos ambientes orais que simulam alimentos nos materiais de restauração poliméricos dentários foram estudados, tendo-se verificado que várias formas de degradação dos materiais de restauração poliméricos foram aumentadas quando estes foram sujeitos a Coca-Cola, etanol/água, ácido lático, ácido cítrico, heptano e álcool/água/etanol/saliva artificial.

Um estudo efectuado por Gokhan Oncag et al. investigou os efeitos dos refrigerantes ácidos na resistência dos brackets metálicos às forças de cisalhamento in vitro e in vivo e concluiu que não havia diferença estatística na resistência à descolagem em ambos os grupos. Os refrigerantes ácidos, como a Coca-Cola, têm um efeito negativo na retenção dos brackets contra as forças de cisalhamento e a erosão do esmalte.

Um estudo realizado por Yasuhiro et al, onde se verificou que a osteopenia alveolar é mais extensa na mandíbula do que na maxila em ratos que experimentam uma carga mastigatória baixa durante o crescimento. Um estudo histológico demonstrado por Ricardo Lima Shintcovsk et al.

sobre o efeito da Nicotina na remodelação óssea durante o movimento dentário ortodôntico, onde verificaram que a Nicotina afecta a remodelação óssea durante o movimento ortodôntico, reduzindo a angiogénese, as células tipo osteoclastos e as lacunas de Howship, atrasando assim o processo de maturação do colagénio na matriz óssea desenvolvida. No estudo de Abalos et al., foi relatada a ação corrosiva de refrigerantes com baixo pH sobre a superfície de fios de Ni-Ti.

Um estudo realizado por Paulina Wolowiec et al. em que os resultados sugeriram que o consumo de produtos alimentares com pH baixo (como sumos de fruta, café, iogurte e vinagre) pode intensificar a agressividade das condições na cavidade oral e pode ter um efeito no aumento da libertação de iões Cr e Ni dos aparelhos ortodônticos. Um estudo realizado por Stause e Satzmann concluiu que a diminuição da ingestão de Mn e Cu durante a terapia ortodôntica pode levar à diminuição da remodelação óssea. O consumo desregulado de açúcar e a higiene oral inadequada causam uma desmineralização mensurável, da gengiva às bandas e braquetes, num período de 4 semanas, conforme relatado por Featherstone e Glatz.

ABORDAGENS FÍSICAS / TRATAMENTO ASSISTIDO POR DISPOSITIVOS

Outra abordagem para acelerar o movimento dentário é a utilização de terapia assistida por dispositivos. Esta técnica inclui correntes eléctricas diretas, campo eletromagnético pulsado, campo magnético estático, vibração de ressonância e laser de baixa intensidade, que foi a mais investigada e apresentou os resultados mais promissores.

O conceito de utilizar abordagens físicas surgiu da ideia de que a aplicação de forças ortodônticas provoca a flexão do osso (teoria da flexão do osso) e o desenvolvimento de um potencial bioelétrico. O local côncavo será carregado negativamente atraindo osteoblastos e o local convexo será carregado positivamente atraindo osteoclastos como detectado por Zengo nas suas medições em osso alveolar de cão. O potencial bioelétrico é criado quando há aplicação de forças descontínuas, o que leva à ideia de experimentar forças cíclicas e vibrações. Verificou-se que a aplicação de vibrações de diferentes durações por dia acelerava os movimentos dentários entre 15% e 30% em experiências com animais.[54]

Table 2 Device-assisted treatment techniques and their effect on tooth movement

Author	Physical approach used	Rate	Animal/human	Acceleration
Nishimura [35]	Vibrational stimulation	60 Hz, 1.0 m/s (2/8 min/day)	Rats	Yes
Kau et al. [36]	Resonance vibration	20 to 30 Hz/20 min/day	Human	Yes
Davidovitch [37]	Direct electrical current	7 V	Animal	Yes
Fujita et al. 2008 [38]	Low-level laser	810-nm Ga-Al-As diode laser and continuous waves at 100 mW	Rats	Yes
Kawasaki [39]	Low-level laser	830-nm Ga-Al-As diode laser and continuous waves at 100 mW	Rats	Yes
Limpanichkul [40]	Low-level laser	860-nm Ga-Al-As diode and continuous waves at 100 mW	Human	No
Kau [41]	Low-level laser	850-nm LED and continuous wave 60 mW	Human	Yes
Doshi-Mehta G [42]	Low-level laser	800-nm Ga-Al-As diode laser and continuous wave 0.25 mW	Human	Yes

LED, Light-Emitting Diode

Tabela:4- Técnicas de tratamento assistido por dispositivos e o seu efeito na movimentação dentária

Ultra-sons pulsados de baixa intensidade (LIPUS) -

A estimulação por ultra-sons pulsados de baixa intensidade (LIPUS) é uma intervenção clinicamente estabelecida, amplamente utilizada e aprovada pela FDA (Food and Drug Administration) para acelerar o crescimento ósseo durante a cicatrização de fracturas, não uniões e outros defeitos ósseos. Os ultra-sons terapêuticos são também amplamente utilizados, especialmente na medicina desportiva e na terapia miofuncional, para diminuir a rigidez das articulações, reduzir a dor e os espasmos musculares e melhorar a mobilidade muscular. A frequência e a intensidade dos ultra-sons utilizados não só para a imagiologia do cérebro humano (7,5-20 MHz), mas também para procedimentos operatórios (1 a 3 W/cm2) são muito mais elevadas do que as utilizadas para o LIPUS, que geralmente utiliza frequências que variam entre 0,5 e 1,5 MHz (com uma largura de impulso de 200 µs) e uma intensidade de 30 mW/cm2 5-20 minutos por dia.

O LIPUS é uma forma de energia física que pode ser administrada aos tecidos vivos sob a forma de ondas de intensidade acústica. Estudos in-vivo e in-vitro demonstraram o efeito direto do LIPUS nas células ósseas. Embora o mecanismo pelo qual o LIPUS aumenta a taxa de cicatrização de fracturas não seja claro, sabe-se que as tensões mecânicas recebidas pelas células são traduzidas em eventos bioquímicos. O LIPUS, essencialmente uma onda de pressão alternada, é traduzido numa força mecânica extracelular na membrana celular, onde é transduzida em sinais eléctricos e/ou bioquímicos intracelulares.

Estudos anteriores indicam que o LIPUS acelerou a via de diferenciação das células estaminais mesenquimais na linhagem osteogénica através da ativação da fosforilação das vias MAPK (proteína quinase activada por mitogénio), da regulação positiva da ciclo-oxigenase-2 (COX-2), da prostaglandina E2 (PGE2), da alteração da relação OPG/RANKL no microambiente e da estimulação da produção de proteínas morfogenéticas ósseas.

A vibração mecânica pode afetar a osteogénese, aumentando o compromisso das PDLSCs com a linhagem osteogénica. Um estudo anterior demonstrou que os níveis proteicos de RUNX2 e OSX (factores de transcrição que desempenham um papel na diferenciação e ativação de osteoblastos) foram ambos proeminentemente aumentados sob estimulação por ultra-sons

Também foi demonstrado que a estimulação LIPUS acelera a OTM através do aumento do número e da atividade dos osteoclastos, provavelmente através do aumento da expressão de RANKL nos locais de pressão. Além disso, a vibração de ressonância pode evitar a obstrução do fluxo sanguíneo e a hialinização nos locais de compressão. Além disso, o LIPUS minimiza a reabsorção radicular dentária induzida ortodonticamente, aumentando a deposição de dentina e cemento, formando assim uma camada preventiva contra a reabsorção radicular.

Em suma, o LIPUS tem muitas vantagens clínicas, incluindo o facto de ser um estímulo biológico, fácil de utilizar e não invasivo, para além de ser amplamente utilizado na medicina clínica.

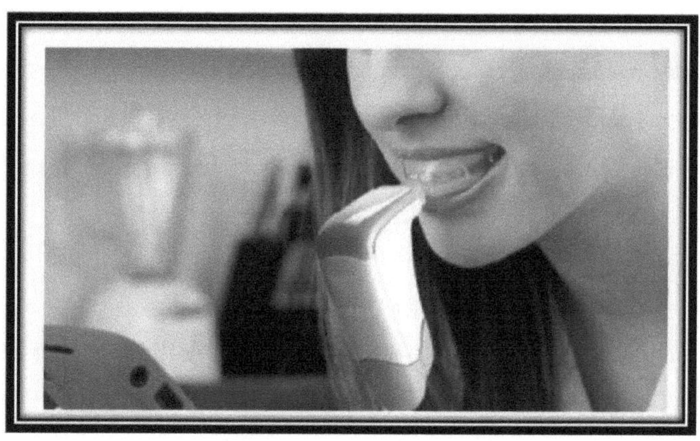

Fig.8- Ultra-sons pulsados de baixa intensidade.

Efeito da corrente eléctrica direta no movimento dos dentes

Outra abordagem é a utilização de corrente eléctrica direta. Essa técnica foi testada apenas em animais, aplicando corrente contínua no ânodo nos locais de pressão e no cátodo nos locais de tensão (em 7 V), gerando respostas locais e aceleração da remodelação óssea. Os eléctrodos foram colocados o mais próximo possível do dente em movimento. O volume dos dispositivos e a fonte de eletricidade dificultaram a realização de testes clínicos. Foram feitas várias tentativas para desenvolver células de combustível biocatalíticas para gerar eletricidade intra-oralmente através da utilização de enzimas e glucose como combustível.

É necessário continuar a desenvolver o dispositivo elétrico direto e as células de combustível biocatalíticas para que possam ser testados clinicamente.

Terapia laser de baixa intensidade

A fotobiomodulação ou terapia laser de baixa intensidade (LLLT) é uma das abordagens mais promissoras disponíveis. O laser tem um efeito bioestimulador na regeneração óssea, que foi demonstrado na sutura palatina média durante a expansão palatina rápida[55] , e também estimula a regeneração óssea após fracturas ósseas e locais de extração.

Verificou-se que a luz laser estimula a proliferação de osteoclastos, osteoblastos e fibroblastos, afectando assim a remodelação óssea e acelerando o movimento dentário. O mecanismo envolvido na aceleração do movimento dentário é a produção de ATP e a ativação do citocromo C, através de RANK/RANKL e do fator estimulador de colónias de macrófagos e da expressão do seu recetor.

A terapia com laser de baixa intensidade pode ser uma técnica muito útil para a aceleração da movimentação dentária, uma vez que aumenta a remodelação óssea sem efeitos colaterais para o periodonto. O comprimento de onda do laser de 800 nm e a potência de saída de 0,25 mW indicaram uma estimulação significativa do metabolismo ósseo, uma rápida ossificação e também uma aceleração do movimento dentário até 1,5 vezes em experiências com ratos.

Recentemente, num estudo de ensaio clínico, verificou-se que o comprimento de onda do laser utilizado num modo de onda contínua a 800 nm, com uma potência de 0,25 mW e uma exposição de 10 s, acelerava o movimento dentário 1,3 vezes mais do que o controlo.

Noutro estudo realizado por Kau[56] em 90 indivíduos (73 indivíduos testados e 17 controlos), verificou-se uma alteração de 1,12 mm por semana nos indivíduos testados contra 0,49 mm no grupo de controlo. São necessárias mais experiências para diferenciar a energia e o comprimento de onda ideais, bem como a duração ideal de utilização.

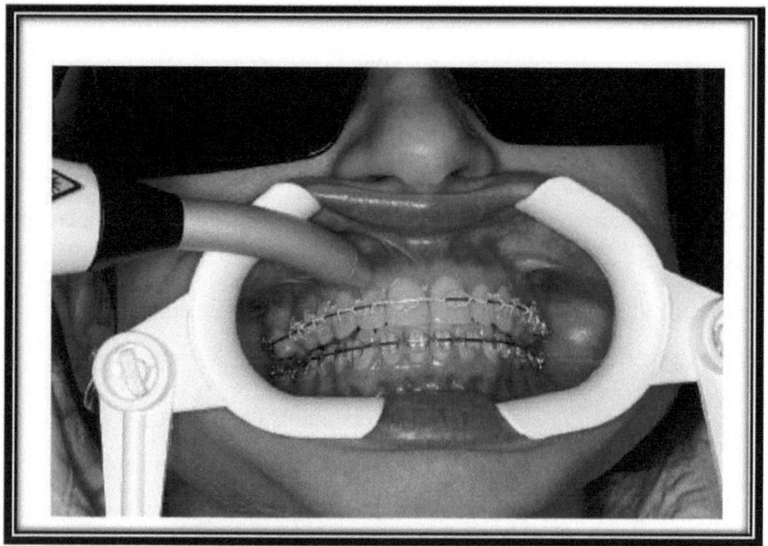

Fig. 9 - Irradiação laser - Aplicação de LLLT

Efeito do dispositivo de força cíclica no movimento dentário-

Foi obtido um movimento dentário de 2 a 3 mm/mês utilizando um dispositivo de força cíclica. A taxa de vibração foi de 20 a 30 Hz e utilizada durante 20 min/dia.

ABORDAGENS CIRÚRGICAS

A técnica cirúrgica tem sido documentada em muitos relatos de casos. É uma técnica clinicamente eficaz utilizada em pacientes adultos, onde a duração do tratamento ortodôntico pode ser crítica em grupos selecionados de pacientes. A PDL e a remodelação do osso alveolar são parâmetros importantes na movimentação dentária, e sabe-se que a renovação óssea aumenta após enxertos ósseos, fracturas e osteotomias.

Várias abordagens cirúrgicas que foram tentadas para acelerar a movimentação dentária foram

1)   Corticotomia

2)   Técnica de piezocisão

3)   Osteotomia alveolar interseptal

Corticotomia

A corticotomia é definida como a osteotomia do osso cortical. A corticotomia é um procedimento em que apenas o osso cortical é cortado, perfurado ou alterado mecanicamente de forma cirúrgica controlada. Ao mesmo tempo, penetra-se minimamente na medula óssea. Isto contrasta com uma osteotomia, em que é efectuado um corte cirúrgico através do osso cortical e medular. Este termo é frequentemente utilizado para descrever a criação de segmentos ósseos.[57]

O procedimento wilckodontics foi introduzido pelo Dr. William Wilcko (Ortodontista) e pelo Dr. Thomas Wilcko (Periodontista).[58] Está patenteado como Wilckodontics e designou os aspectos ortodônticos e periodontais deste procedimento como técnica de ortodontia osteogénica acelerada (AOO) e, mais recentemente, como técnica cirúrgica PAOO (Periodontally accelerated osteogeic orthodontics), respetivamente.

A rápida movimentação dentária na corticotomia facilitada se deve ao aumento da renovação óssea em resposta ao trauma cirúrgico. Essa alteração na fisiologia óssea resulta em uma diminuição localizada da densidade do osso trabecular, que, por sua vez, ofereceria menor resistência à movimentação dentária. Após qualquer trauma nos tecidos ósseos, a remodelação, que é comum nas estruturas do tecido ósseo, aumenta consideravelmente para acelerar o processo de reparação e, consequentemente, a recuperação funcional. Isto acontece através de um fenómeno designado por RAP (Rapid accelerating phenomenon - fenómeno de aceleração rápida).

Além disso, a ortodontia facilitada pela corticotomia permite a limitação dos efeitos adversos indesejáveis da terapia ortodôntica, como a reabsorção radicular e o dano periodontal. A técnica da corticotomia alveolar tem sido revisada e modificada ao longo dos anos para eliminar possíveis riscos do procedimento, como danos periodontais e desvitalização dos dentes e segmentos ósseos devido ao suprimento sanguíneo inadequado. A técnica AOO não deve seu sucesso aos materiais revolucionários que definiram o progresso ortodôntico no passado, embora a eficiência do sistema ortodôntico de movimentação dentária possa ser muito melhorada. Em vez disso, o tratamento AOO concentra-se em melhorar a forma como o periodonto responde às forças aplicadas e em proporcionar um periodonto mais intacto e um maior volume alveolar para suportar os dentes e os tecidos moles sobrejacentes na retenção.

O procedimento Wilckodontics Accelerated Osteogenic Orthodontics (AOO) é uma técnica ortodôntica poderosa que pode tornar o tratamento de cenários muito complicados mais rotineiro, extremamente rápido, previsível e fornecer uma nova "população de pacientes ortodônticos" para o profissional.

Vantagens-

1. Foi provado com sucesso por muitos autores que acelera a movimentação dentária.

2. O osso pode ser aumentado, prevenindo assim os defeitos periodontais que podem surgir, como resultado de um osso alveolar fino.

Desvantagens -

1. Elevada morbilidade associada ao procedimento.

2. Procedimento invasivo.

3. Possibilidade de danos nas estruturas vitais adjacentes.

4. Dor pós-operatória, inchaço, possibilidade de infeção, necrose avascular.

5. Baixa aceitação por parte do doente.

Park et al., em 2006, e Kim et al., em 2009, introduziram a técnica de corticison, como uma alternativa minimamente invasiva para lesionar cirurgicamente o osso sem elevação do retalho. Utilizaram um bisturi reforçado e um martelo para atravessar a gengiva e o osso cortical. Esta técnica induziu de facto o efeito RAP, mas teve desvantagens como a incapacidade de colocar enxertos e o procedimento de maleabilização demonstrou causar tonturas após a cirurgia.

PRINCÍPIO MECÂNICO NOS PROCEDIMENTOS CIRÚRGICOS

Fenómeno de aceleração regional

Pfeifer (1965) relatou um aumento da atividade osteoclástica ao longo da superfície do PDL após a cirurgia. Existe uma forte evidência indireta de que a depleção de cálcio e a diminuição da densidade óssea resultam num movimento dentário rápido.[59] Goldie e King (1984) induziram um estado de osteoporose através da depleção da ingestão de cálcio em ratos lactantes e encontraram um aumento no movimento dentário ortodôntico. Shih e Norrdin (1985) demonstraram que quando o osso cortical intra-oral foi ferido por corticotomia, o RAP acelerou os processos normais de cicatrização regional através de explosões transitórias de remodelação de tecidos duros e moles. A diminuição da densidade óssea regional e a aceleração do turnover ósseo facilitaram a movimentação ortodôntica dos dentes.[60]

Harold Frost (1989), ortopedista, reconheceu que a ferida cirúrgica do tecido ósseo duro resulta numa atividade de reorganização impressionante adjacente ao local da lesão na cirurgia do tecido ósseo e/ou mole. Designou coletivamente esta cascata de eventos de cicatrização fisiológica como "Fenómeno Aceleratório Regional (RAP)".

A cicatrização por RAP é um processo fisiológico complexo com caraterísticas dominantes que envolvem a renovação óssea acelerada e a diminuição das densidades ósseas regionais. Após a ferida cirúrgica do osso cortical, a RAP potencia a reorganização e cicatrização dos tecidos através de uma explosão transitória de remodelação localizada de tecidos duros e moles.[61] Yaffe et al. (1994) relataram a ocorrência de RAP no osso mandibular. Em ratos, reflectiram retalhos mucoperiosteais que foram readaptados sem suturas. A evidência de RAP foi observada pela primeira vez após 10 dias de cicatrização, e houve uma recuperação quase completa após 120 dias.

Os autores sugeriram que a RAP em humanos começa alguns dias após a cirurgia, tipicamente atinge o pico em 1 a 2 meses, e pode levar de 6 a mais de 24 meses para desaparecer. Caracterizaram a fase inicial da RAP como um aumento da porosidade do osso cortical devido ao aumento da atividade osteoclástica e especularam que as deiscências ósseas podem ocorrer após a cirurgia periodontal numa área onde o osso cortical é inicialmente fino. Eles supuseram que a RAP pode ser um fator que contribui para o aumento da mobilidade dos dentes após a cirurgia periodontal.[62] Wilcko et al (2003) mostraram evidências radiográficas de um estado de osteoporose num osso alveolar tratado com corticotomia, uma caraterística observada na PAIR.[63]

Piezocisão-

A piezocisão é uma técnica cirúrgica minimamente invasiva, concebida para acelerar a movimentação dentária ortodôntica (OTM) em combinação com a terapia ortodôntica.[64] Com a corticotomia, são realizados retalhos com dois pontos de entrada, palatino e vestibular, terminando numa agressão maior. A piezocisão é feita sem necessidade de retalho e as perfurações na cortical óssea são realizadas com uma faca piezoeléctrica em vez de uma broca.

As vibrações do piezótomo também contribuem para um movimento mais rápido. Por este motivo, representa uma abordagem cirúrgica menos agressiva do que a corticotomia, embora as bases moleculares subjacentes tenham sido sugeridas como semelhantes: ambos os procedimentos foram descritos como sendo baseados no RAP. Histologicamente, alguns autores verificaram que após duas semanas o processo de desmineralização está maioritariamente concluído, enquanto que com a corticotomia, após esse período, ainda há presença de osso transitório.

A corticotomia está bem documentada na literatura, com uma vasta experimentação animal (sobretudo em ratos e cães)[65] e vários ensaios clínicos em seres humanos.

A piezocisão, por outro lado, foi relatada uma vez em ratos e cães e, até à data, existem apenas relatos de casos. [66]Há uma óbvia falta de ensaios clínicos em humanos que utilizem estritamente a piezocisão em combinação com a ortodontia.

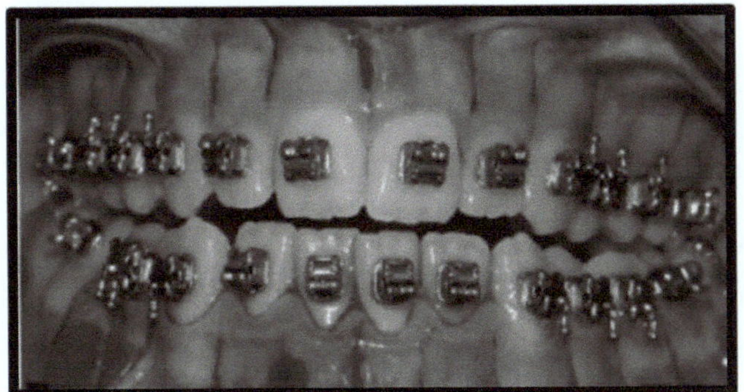
Fig. 10: Piezocisão interdentária na direção vertical

Cirurgia alveolar interseptal :-

A cirurgia alveolar interseptal ou osteogénese de distração divide-se em distração da PDL ou distração do osso dentoalveolar; um exemplo de ambas é a distração rápida do canino. O conceito de osteogénese de distração surgiu dos primeiros estudos[67] de alongamento dos membros. Também dos tratamentos cirúrgicos da displasia esquelética craniofacial, este conceito foi mais tarde adaptado em relação ao movimento rápido dos dentes.

Na distração rápida do canino da PDL, o osso interseptal distal ao canino é minado cirurgicamente ao mesmo tempo que a extração dos primeiros pré-molares, o que reduz a resistência no local de pressão. Neste conceito, o osso compacto é substituído pelo osso tecido, e o movimento dentário é mais fácil e rápido devido à redução da resistência do osso. [68]Verificou-se que estes movimentos rápidos ocorrem durante as fases iniciais do movimento dentário, especialmente na primeira semana.

Nesta técnica, o osso interseptal é minado 1 a 1,5 mm de espessura distal ao canino após a extração do primeiro pré-molar, e o alvéolo é aprofundado com uma broca redonda até ao comprimento do canino. A retração do canino é feita através da ativação de um dispositivo intra-oral diretamente após a cirurgia. Foi demonstrado que foram necessárias 3 semanas para obter 6 a 7 mm de retração total do canino para o alvéolo dos primeiros pré-molares extraídos.[69]

A distração rápida do canino do osso dentoalveolar é feita segundo o mesmo princípio da distração da PDL, com a adição de mais dissecção e osteotomias realizadas no vestíbulo.

Em todos os estudos realizados, ambas as técnicas aceleraram a movimentação dentária sem evidência de reabsorção radicular significativa, anquilose e fratura radicular. No entanto, houve resultados contraditórios em relação ao teste de vitalidade eléctrica dos caninos retraídos. Liou[70] relatou que 9 de 26 dentes mostraram vitalidade positiva, enquanto Sukurica relatou que 7 de 20 mostraram vitalidade positiva após o sexto mês de retração. Portanto, ainda existem algumas incertezas em relação a essa técnica.

Na distração rápida do canino com PDL, o osso interseptal distal ao canino é minado cirurgicamente ao mesmo tempo que a extração dos primeiros pré-molares, reduzindo assim a resistência no local de pressão. Neste conceito, o osso compacto é substituído pelo osso tecido, e o movimento dentário é mais fácil e rápido devido à redução da resistência do osso, tendo-se verificado que estes movimentos rápidos ocorrem durante as fases iniciais do movimento dentário, especialmente na primeira semana.

Nesta técnica, o osso interseptal é minado 1 a 1,5 mm de espessura distal ao canino após a extração do primeiro pré-molar, e o alvéolo é aprofundado com uma broca redonda até ao comprimento do canino. A retração do canino é feita através da ativação de um dispositivo intra-oral diretamente após a cirurgia. Foi demonstrado que foram necessárias 3 semanas para obter 6 a 7 mm de retração total do canino para o alvéolo dos primeiros pré-molares extraídos.

A distração rápida do canino do osso dentoalveolar é feita pelo mesmo princípio da distração do PDL, com a adição de mais dissecção e osteotomias realizadas no vestíbulo, como se mostra na figura. Em todos os estudos realizados, ambas as técnicas aceleraram a movimentação dentária, sem evidência de reabsorção radicular significativa, anquilose e fratura radicular. No entanto, houve resultados contraditórios em relação ao teste de vitalidade eléctrica dos caninos retraídos.[71]

Liou relatou que 9 de 26 dentes mostraram vitalidade positiva, enquanto Sukurica relatou que 7 de 20 mostraram vitalidade positiva após o sexto mês de retração. Assim, ainda existem algumas incertezas relativamente a esta técnica.

Osteotomia

Em 1931, Bichlmayr introduziu uma técnica cirúrgica para a correção rápida da protrusão maxilar severa com aparelhos ortodônticos. Inicialmente, eram removidas cunhas ósseas para reduzir o volume de osso através do qual as raízes dos dentes anteriores superiores precisariam ser retraídas. Em 1959, Kole expandiu essa filosofia, abordando movimentos adicionais, incluindo o fechamento de espaços e a correção da mordida cruzada.[72]

Eles sugeriram que blocos ósseos (unidade osso-dente) foram criados como resultado da corticotomia, causando assim um movimento dentário mais rápido. Esse conceito prevaleceu até 2001, quando Wilcko et al. mostraram um processo transitório de desmineralização e remineralização ocorrendo após a corticotomia.[73]

Técnica cirúrgica

DESENHO DA ABA

Os objectivos da conceção do retalho são os seguintes

1) permitir o acesso ao osso alveolar onde serão efectuadas as corticotomias,

2) assegurar a cobertura do enxerto de partículas,

3) manter a altura e o volume dos tecidos interdentários, e

4) melhorar o aspeto estético da forma gengival, quando necessário.

O desenho básico do retalho é uma combinação de um retalho de espessura total no aspeto mais coronal do retalho com uma dissecção de espessura dividida efectuada nas porções apicais. O objetivo da dissecção de espessura dividida é proporcionar mobilidade ao retalho para que possa ser suturado com tensão mínima.[74] Após a realização da dissecção em duas partes, a camada periosteal é cuidadosamente elevada do osso alveolar, permitindo o acesso à superfície do osso alveolar e facilitando a identificação de estruturas neurovasculares críticas.

A extensão mesial e distal do retalho para além das áreas de corticotomia é sugerida para reduzir a necessidade de incisões de libertação verticais. A incisão inicial é efectuada em ambas as superfícies do alvéolo.

A preservação dos tecidos gengivais interdentários é fundamental para um resultado estético bem sucedido. São frequentemente utilizadas várias técnicas diferentes de preservação das papilas. Se possível, as papilas entre os incisivos centrais superiores não devem ser elevadas. O acesso ao osso alveolar labial nesta área é conseguido através de um "túnel" a partir do aspeto distal.[75]

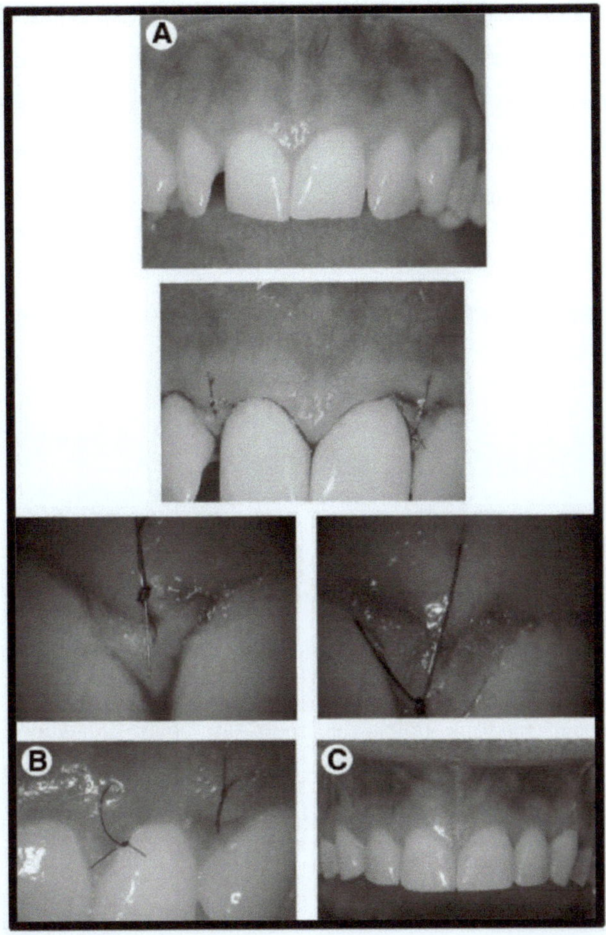

Fig.11: (A) Em áreas esteticamente sensíveis, como as papilas entre os incisivos centrais, a incisão inicial não é efectuada através das papilas. O acesso ao osso interproximal é conseguido através de um túnel sob o retalho. (B) Cicatrização aos 7 dias após o uso de técnicas de fechamento microcirúrgico. (C) Movimentação dentária completa aos 6 meses.

Murphy et al. Ortodontia Osteogénica Acelerada Periodontal. J Oral

Maxillofac Surg 2009. Em quase todos os casos, a papila não é reflectida a partir do aspeto palatino entre os incisivos centrais. A retenção de um colar gengival palatino ou lingual de tecido, não refletido a partir do osso alveolar subjacente, é frequentemente utilizada para fornecer um fornecimento de sangue colateral ao tecido papilar (Fig.11).

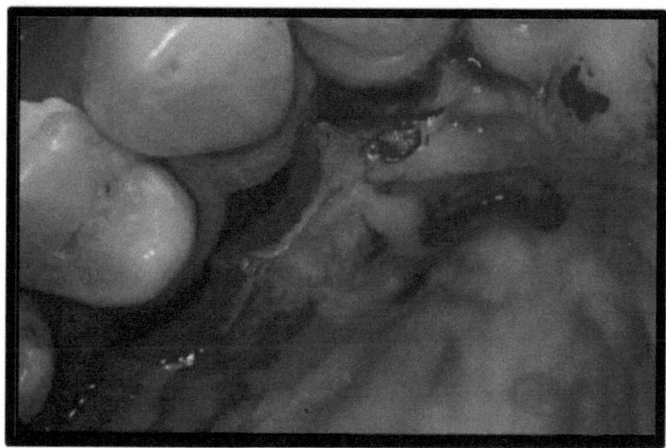

Fig.12: Incisão palatina típica deixando um colar de tecido gengival, diminuindo a probabilidade de descamação do tecido interproximal. Murphy et al. Ortodontia Osteogénica Acelerada Periodontal. J Oral Maxillofac Surg 2009.

Decorticação-

O objetivo da decorticação é iniciar a resposta RAP e não criar segmentos ósseos móveis. Através da utilização de uma broca redonda n.º 1 ou n.º 2 numa peça de mão de alta velocidade ou numa broca para implantes dentários, são efectuadas decorticações no osso alveolar.[76] As corticotomias também podem ser realizadas com uma faca piezoeléctrica. Neste momento, não existem dados objectivos que sugiram que qualquer padrão, profundidade e extensão específicos da corticotomia sejam superiores.

As corticotomias são colocadas tanto na face vestibular como na face lingual (palatina) do osso alveolar. Normalmente, é colocado um sulco vertical no espaço interradicular, a meio caminho entre as proeminências radiculares no osso alveolar. Este sulco estende-se de um ponto 2 a 3 mm abaixo da crista do osso até um ponto 2 mm para além dos ápices das raízes. Estas corticotomias verticais são depois ligadas a uma corticotomia de forma circular. Tem-se o cuidado de não estender os cortes perto de quaisquer estruturas neurovasculares.[77]

Se o osso alveolar tiver espessura suficiente, podem ser colocadas perfurações solitárias no osso alveolar sobre a superfície radicular. No entanto, se a espessura do osso for estimada em menos de 1 a 2 mm, estas perfurações são omitidas para garantir que a superfície radicular não é danificada.[78]

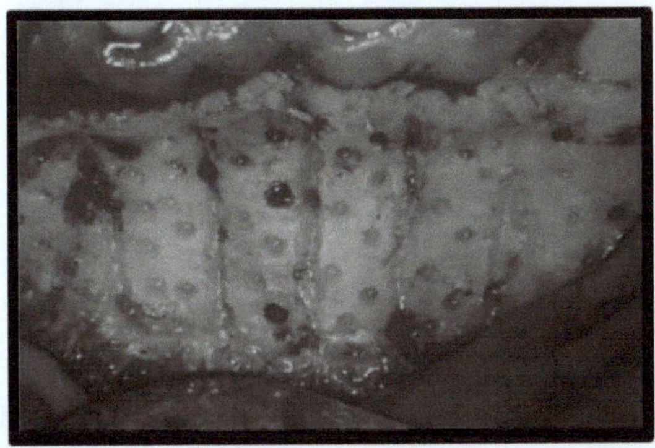

Fig.13: Esquema de decorticação comum. Murphy et al. Ortodontia Osteogénica Acelerada Periodontal. J Oral Maxillofac Surg 2009.

ENXERTO DE PARTÍCULAS -

O enxerto é efectuado na maioria das áreas que foram

submetidas a corticotomias. O volume do material de enxerto utilizado é ditado pela direção e quantidade de movimento dentário previsto, pela espessura de pré-tratamento do osso alveolar e pela necessidade de suporte labial pelo osso alveolar.[79]

Não existem dados objectivos que comparem um material de enxerto com outro em termos de superioridade.[80] Os materiais mais utilizados são o osso bovino desproteinizado, o osso autógeno, o aloenxerto ósseo liofilizado descalcificado ou uma combinação destes. Não se sugere a utilização de uma membrana de barreira (Fig. 13, 14).

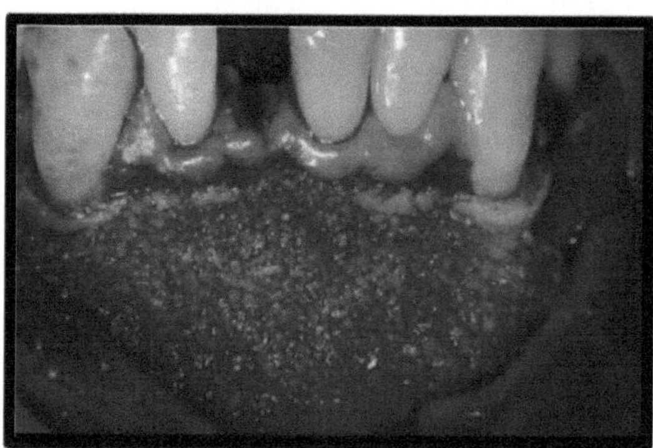

Fig.14: Enxerto ósseo particulado sobre osso alveolar descascado. O aloenxerto ósseo desmineralizado e liofilizado foi ligado a plasma rico em plaquetas ativado, resultando numa consistência gelatinosa. Esta combinação facilita o manuseamento do enxerto e a estabilidade física. Murphy et al. Ortodontia Osteogénica Acelerada Periodontal. J Oral Maxillofac Surg 2009.

O material de enxerto é colocado com o objetivo de não colocar uma quantidade excessiva. Um volume típico utilizado é de 0,25 a 0,5 ml de material de enxerto por dente.[81] O osso decorticado actua para reter o material de enxerto. No entanto, pode ocorrer o deslizamento do enxerto. Foi relatado que o uso de plasma rico em plaquetas ou sulfato de cálcio aumenta a estabilidade do material de enxerto.[82]

TÉCNICAS DE FECHO -

O fecho primário dos retalhos gengivais sem tensão excessiva e a contenção do enxerto são os objectivos terapêuticos da sutura. Estes são normalmente alcançados com suturas interrompidas não reabsorvíveis.[83]

A sutura específica utilizada é determinada pela espessura do tecido. As suturas que aproximam os tecidos na linha média são colocadas primeiro para garantir o alinhamento correto das papilas. As restantes suturas interproximais são colocadas de seguida, seguidas do encerramento de quaisquer incisões verticais. Não é necessário tamponamento. As suturas são normalmente deixadas no local durante 1 a 2 semanas.

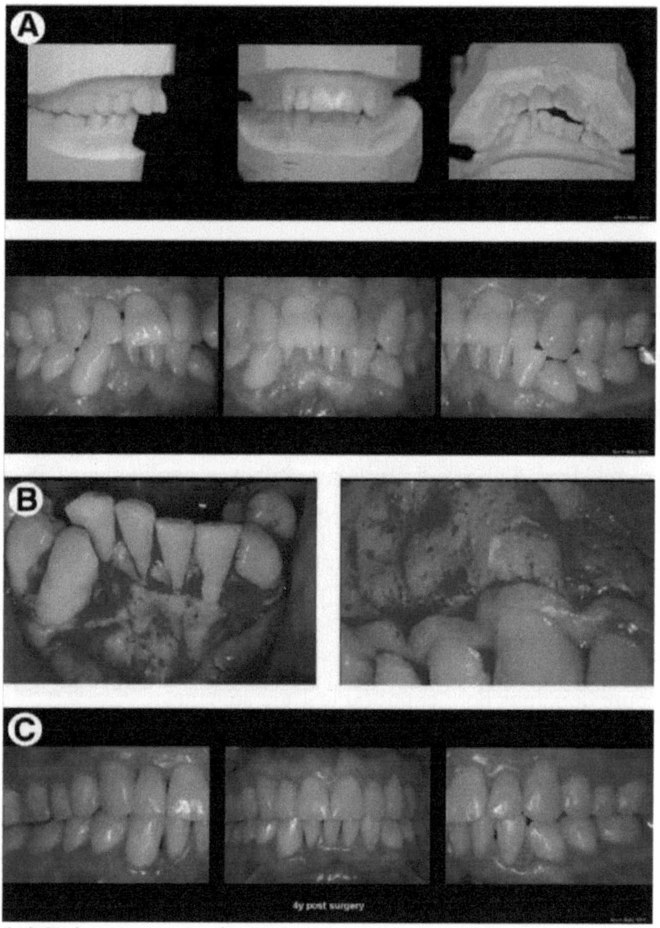

Fig.15: (A) Pré-tratamento de paciente com má oclusão severa de Classe II. (B) Corticotomias PAOO efectuadas. (C) Retenção de quatro anos. (A terapia ortodôntica foi realizada pela Dra. Nancy Ward, Baltimore, MD.) Murphy et al. Periodontal Accelerated Osteogenic Orthodontics. J Oral Maxillofac Surg 2009.

GESTÃO DE DOENTES -

GESTÃO DE DOENTES -

O procedimento cirúrgico PAOO pode demorar várias horas a concluir quando se trata de ambas as arcadas dentárias. Devido à duração deste procedimento, sugere-se a sedação do paciente.[84] A utilização de esteróides a curto prazo, administrados por via intravenosa ou oral, também aumenta o conforto do doente e a cicatrização clínica. Os antibióticos e os medicamentos para a dor são administrados de acordo com a preferência do médico.

No entanto, a administração pós-operatória prolongada de agentes anti-inflamatórios não esteróides é desaconselhada, uma vez que podem, teoricamente, interferir com o processo aceleratório regional. Sugere-se também a aplicação de sacos de gelo nas áreas afectadas para diminuir a gravidade de qualquer possível inchaço ou edema pós-operatório.

As complicações pós-cirúrgicas mais frequentemente registadas são o edema e a equimose, ambos auto-limitados. O doente regressa para avaliação pós-cirúrgica e profilaxia suave todas as semanas durante o primeiro mês e, posteriormente, mensalmente.[85]

MODIFICAÇÕES DE TÉCNICA -

A PAOO pode ser combinada com sucesso com procedimentos de aumento gengival. Isto é particularmente importante para o paciente adulto que apresenta uma recessão gengival significativa.[86] Nestas situações, é colocado um enxerto de tecido conjuntivo subepitelial sobre a superfície radicular desnudada, para além da colocação de enxerto particulado. O enxerto é colhido através da remoção de uma espessura de 1 a 2 mm de tecido conjuntivo gengival do retalho palatino elevado (Fig. 15)

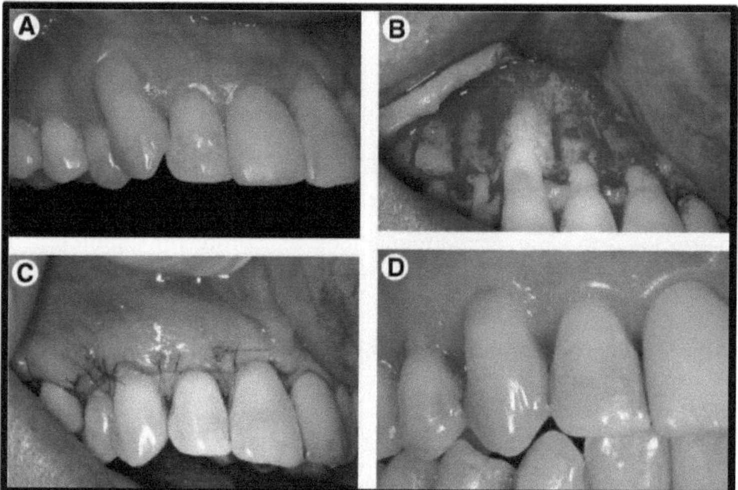

Fig.16: (A) Vista pré-tratamento de paciente submetido a procedimento PAOO apresentando recessão gengival severa no dente 6. (B) Restauração de compósito removida e corticotomias realizadas. (C) Enxerto de tecido conjuntivo subepitelial colocado sob retalho avançado coronalmente. (D) Resultado pós-cirúrgico de dois anos. (A terapia ortodôntica foi realizada pelo Dr. Marty Lang, Lutherville, MD.) Murphy et al. Periodontal Accelerated Osteogenic Orthodontics. J Oral Maxillofac Surg 2009.

Micro-Osteoperações-

Para reduzir ainda mais a natureza invasiva da irritação cirúrgica do osso, um dispositivo chamado Propel,[87] foi introduzido pela Propel Orthodontics (Fig.16). Chamaram a este processo Alveocentese, que se traduz literalmente por puncionar o osso.

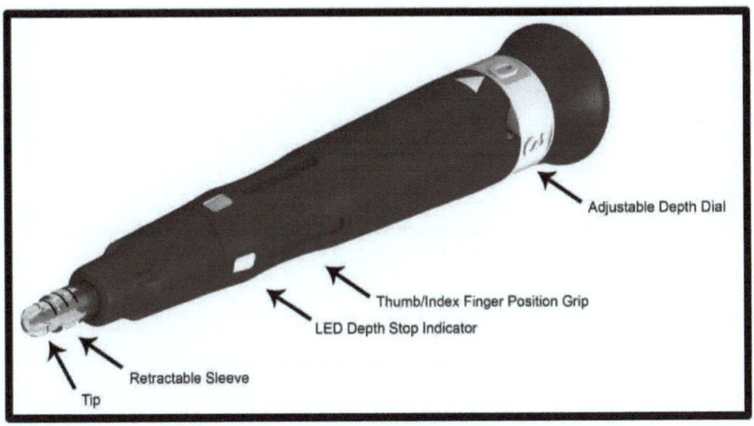

Fig.17: O aparelho Propel

Este dispositivo é fornecido como dispositivo estéril descartável pronto a utilizar. O dispositivo tem um seletor de profundidade ajustável e uma seta indicadora no corpo do condutor.[88] O seletor de profundidade ajustável pode ser posicionado para 0 mm, 3 mm, 5 mm e 7 mm de profundidade da ponta, dependendo da área de operação. A parte anterior é geralmente de 3 mm ou menos e a parte posterior é geralmente de 5 mm ou 7 mm (Fig.17).

Estudos anteriores em animais mostraram que a realização de micro-osteoperfurações (MOPs) no osso alveolar durante o movimento dentário ortodôntico pode estimular a expressão de marcadores inflamatórios, levando a um aumento da atividade dos osteoclastos e da taxa de movimento dentário.[89]

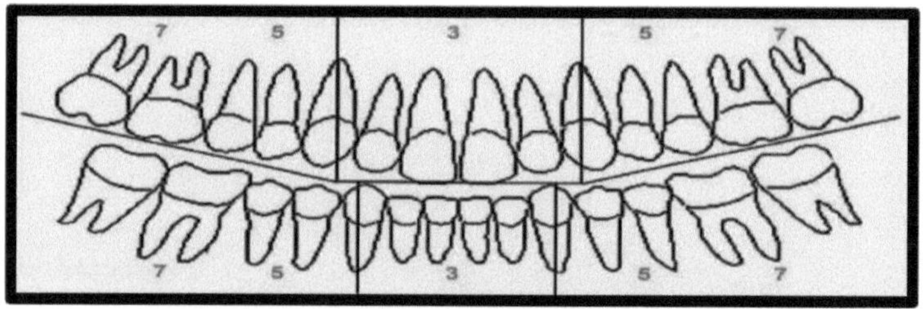

Fig.18: Profundidade de perfuração recomendada

3 Passos para a Micro-Osteoperação

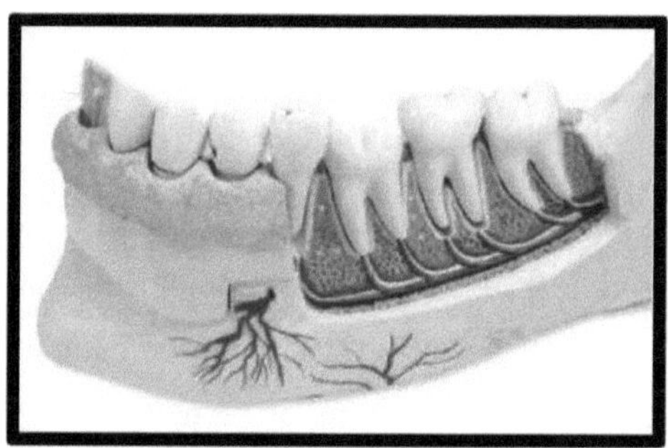

Localizar as raízes, o nervo mandibular e os seios maxilares. A profundidade das micro osteoperfurações é determinada pela espessura do osso e dos tecidos moles. As micro-osteoperfurações devem penetrar através da placa cortical até ao osso esponjoso.[90]

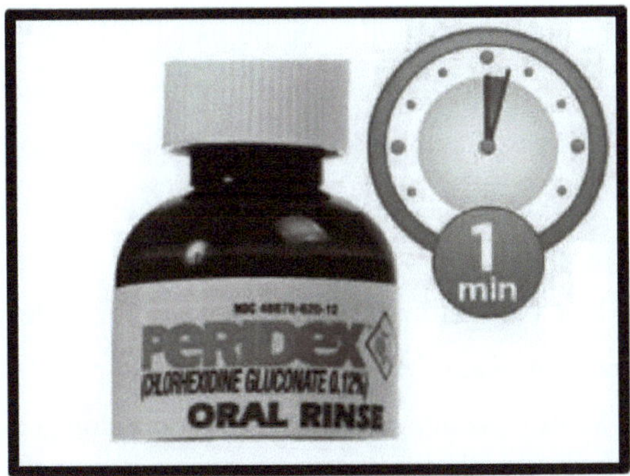

Enxaguamento com clorexidina Duas vezes durante um minuto cada

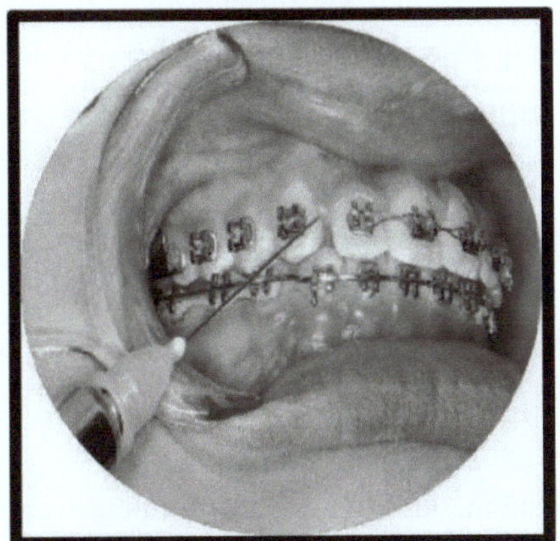

Anestesiado com um anestésico tópico ou local infiltrativo. Anestésico tópico profundo 10% prilocaína 10% lidocaína 4% tetracaína com 2% de epinefrina.[91]

Corticotomias piezoeléctricas sem retalho-

Para reduzir o risco de danos radiculares, Jorge et al, em 201387 , sugeriu um método, denominado MIRO (Minimally Invasive

Rapid Orthodontic procedure), utilizando fio metálico como guia para a colocação das incisões e, posteriormente, dos cortes de corticotomia.[92] Colocou guias metálicas entre cada dente, perpendiculares ao fio da arcada principal, e tirou radiografias digitais, para garantir que as guias metálicas não se projetavam sobre as raízes dos dentes.[93]

Uma vez confirmada esta situação, foram feitas incisões e corticotomia piezoeléctrica, utilizando os pinos como guia.[94] Os resultados clínicos de uma MIRO, mantém as vantagens da ortodontia rápida descrita por Chung et al., mas é muito menos traumática, uma vez que é sem retalho, reduzindo tanto o trauma como a convalescença. A MIRO também aumenta a exatidão, uma vez que se baseia em guias cirúrgicos radiográficos que ajudam a fazer uma corticotomia precisa, evitando danos nas estruturas vitais e nos dentes.[95]

Procedimento Cirúrgico Padronizado

Os doentes submetidos a um procedimento cirúrgico devem ser periodontalmente saudáveis. Um dia antes da cirurgia, os doentes devem lavar a boca com clorexidina 0,12% duas vezes (de manhã e à noite).[96] Imediatamente antes da cirurgia, os doentes devem enxaguar com clorexidina 0,12% durante 1 minuto e a área peribucal é limpa com gaze embebida em clorexidina. Todas as cirurgias devem ser efectuadas sob anestesia local (cloridrato de lidocaína 2% com epinefrina 1:100.000). As guias metálicas radiográficas devem ser posicionadas entre cada dente e devem ser tiradas radiografias digitais para assegurar que o pino metálico não se projecta sobre as raízes dos dentes (Fig.19) 7[9]

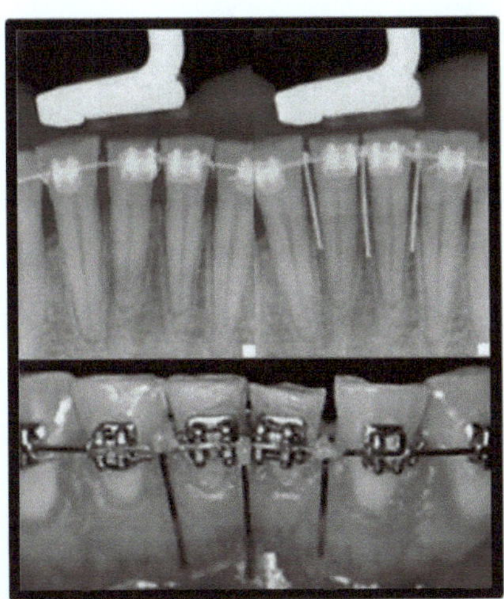

Fig.19: Os guias metálicos radiográficos entre cada dente são posicionados e são tiradas radiografias digitais para assegurar que o pino metálico não se projecta sobre as raízes dos dentes. O pino metálico é usado como um guia rigoroso para fazer incisões mucoperiosteais. As incisões começam 2 mm abaixo da papila (Fig.20). 8[9]

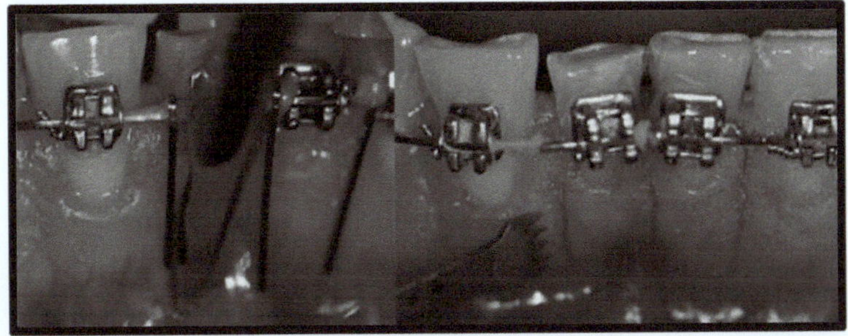

Fig.20: O pino metálico permite uma incisão mucoperiosteal precisa 2 mm abaixo da papila. As corticotomias verticais devem ser realizadas com uma microsserra ultra-sónica.[99]

Uma microsserra ultra-sónica OT7 (Piezosurgery, Mectron Medical

Technology) é colocada sobre a incisão.[100] Utilizando o poder de corte do osso 1 e a bomba de solução de irrigação de nível 4, são efectuadas corticotomias verticais seguindo o traço da incisão gengival.[102] Após as corticotomias, é prescrita aos pacientes uma dieta suave e a proibição de utilizar enxaguantes bucais durante 24 h. Não são indicados anti-inflamatórios.[103] As consultas de controlo dos pacientes são marcadas para as 24 h, dia 7, e depois de duas em duas semanas durante um mês, efectuando ajustes se necessário.[104]

Desde há muito tempo que os pacientes ortodônticos têm vindo a exigir uma duração de tratamento mais curta. Atualmente, dispomos de vários métodos que podem acelerar a movimentação dentária ortodôntica. Os métodos mais recentes, como a piezocisão, as microosteoperfurações, os lasers e a vibração mecânica, reduziram ou eliminaram a natureza invasiva dos procedimentos anteriores utilizados para realizar o Fenómeno de Aceleração Regional.

Em resumo, a administração de moléculas biológicas exógenas para acelerar a movimentação dentária durante tratamentos ortodônticos tem sido intensamente testada em experiências com animais. No entanto, os ensaios clínicos em humanos são limitados, uma vez que têm de ser administradas ocasionalmente por injecções locais que podem ser dolorosas e causar desconforto aos pacientes, evitando aplicações sistémicas, além de que os seus efeitos secundários não foram testados durante longos períodos de tempo. No entanto, a administração de certas moléculas tem mostrado resultados promissores; por exemplo, a citocina, o PTH, a vitamina D e o sistema RANKL/RANK/OPG desempenham um papel importante na remodelação óssea e na movimentação dentária. A relaxina humana não acelera a movimentação dentária em ratos, mas aumenta a mobilidade dentária ao diminuir a organização e a força mecânica do PDL. No entanto, muitos desses mecanismos não são totalmente compreendidos e os mecanismos dependentes da dose também devem ser mais investigados.

Na abordagem física, a terapia com laser de baixa intensidade é o método mais promissor; no entanto, foram apresentados resultados contraditórios. Tal deve-se às diferentes energias, duração e conceção experimental. Além disso, a maioria destas experiências foi efectuada em apenas algumas semanas, o que é um período de tempo muito curto para se notarem quaisquer efeitos secundários.

A abordagem cirúrgica é a mais utilizada clinicamente e a mais testada, com previsões conhecidas e resultados estáveis. No entanto, é invasiva, agressiva e dispendiosa, e os pacientes não estão abertos a ideias que envolvam cirurgia, a não ser que seja a única opção necessária para ter uma boa oclusão. A técnica de piezocisão é uma das mais recentes técnicas de aceleração da movimentação dentária, tem bons resultados clínicos e é considerada a menos invasiva na abordagem cirúrgica.

De um modo geral, todas estas técnicas tinham desvantagens e incertezas que as tornavam pouco utilizadas clinicamente. No entanto, tem havido um rápido aumento nos níveis de interesse das empresas de produtos para aumentar os efeitos da biologia na ortodontia.

BIBLIOGRAFIA

1. Albert H. Tratamento Invisalign acelerado. J. Clin. Orthod. 2001;35(6):381-85.

2. Samantaray S, Sahu S, Gowd S, Srinivas B, Sahoo N, Mohanty P. Speedy Orthodontics- A Review on Methods of Accelerating Orthodontic Treatment (Ortodontia Rápida - Uma Revisão dos Métodos de Aceleração do Tratamento Ortodôntico). Int J Oral Health Med Res .2017;3(6):146-151.

3. Singh VP, Roychodhury S, Vineet, Nigam P. Movimento dentário ortodôntico induzido por drogas - uma revisão. J Adv Med Dent Scie Res. 2015;3(1):191-195.

4. Nimeri G et al. Acceleration of tooth Movement during orthodontic treatment-a frontier in orthodontics. Progresso em ortodontia. 2013;14-42.

5. Pavankumar A, Jagadishreddy G, Rajababu P PAOO. Natl J Integr Res Med.2016; 7(4): 140-146 .

6. Ong MM, Wang HL. Tratamento periodontal e ortodôntico em adultos. Am J OrthodontDentofacial Orthop .2002;122:420-28.

7. Nikolaos Papadopoulos, Nicola Beindorff,Stefan Hoffmann,Paul-Georg, Jost- Brinkmann,Thomas Michael Prager Impacto da piezocisão na movimentação dentária ortodôntica European journal of orthodontics 2005-3/2-321

8. Theerasak Nakornnoia Chidchanok Leethanakulb Bancha Samruajbenjakun A influência do plasma rico em leucócitos e plaquetas no movimento dentário acelerado em coelhos. European journal of orthodontics 2005-372

9. Eliane H. Dutra1 , Ahmad Ahmida1 , Alexandro Lima1 , Sydney Schneider2 , Ravindra Nanda1 e Sumit Yadav1 Os efeitos das decorticações alveolares na movimentação dentária ortodôntica e na remodelação óssea em ratos European Journal of Orthodontics, 2018, 423-429

1 0.Sutiwa Benjakull , Suwanna Jitpukdeebodintra2 e Chidchanok Leethanakull Efeitos da vibração mecânica de baixa magnitude e alta frequência combinada com força de compressão nas células do ligamento periodontal humano in vitro European Journal of Orthodontics, 2018, 356-363

11.   Shailesh Shenaval , U S Krishna Nayak2 , Vivek Bhaskar3 , Arjun Nayak Accelerated Orthodontics-A Review International Journal of Scientififi c Study | February 2014 | Vol 1 | Issue 5

12.   Murray C. Meikle A regulação tecidual, celular e molecular do movimento dentário ortodôntico: 100 anos depois de Carl Sandstedt Angle Orthodontist, Vol 87, No 5, 2017

13. Zachary Librizzi ; Zana Kalajzicb ; Daniel Camachoc ; Sumit Yadavd ; Ravindra Nandae ; Flavio Uribe Comparação dos efeitos de três técnicas cirúrgicas na taxa de movimentação dentária ortodôntica num modelo de rato European Journal of Orthodontics 28 (2006) 221-240

14.   Sung-Hee Lee; Jung-Yul Cha; Sung-Hwan Choi;Baek-il Kim; Jae-Kook Cha;Chung-Ju Hwang Efeito da nicotina no movimento dentário ortodôntico e na remodelação óssea em ratos2234-7518

15.   Maryam Omidkhoda; Mehrdad Radvar; Majid Azizi; Mahboobe Dehghani Avaliação da eficácia de um método piezo-puntura modificado na taxa de movimentação dentária em pacientes ortodônticos: um estudo

clínicoTurkJOrthod.2020.19013

16. Flavio Uribe;Leyla Davoody; Rana Mehr;Yasas S.N. Jayaratne; Khalid Almas; Takanori Sobue; Veerasathpurush Allareddyand Ravindra Nanda Efficiency of piezotome-corticision assisted orthodontics in alleviating mandibular anteriorcrowding- A randomized clinical trialEuropean Journal of Orthodontics, 2017,595-600

17. Hu Long;Ujjwal Pyakurel;Yan Wang;Lina Liao;Yang Zhou; Wenli Lai Intervenções para acelerar o movimento dentário ortodôntico Uma revisão sistemática Angle Orthod. 2013;83:164-171.

1 8Nita Viwattanatipaa Satadarun Charnchairerk A eficácia da corticotomia e da piezocisão na retração canina: Uma revisão sistemática 2005-372

19. Umar Rekhi;Raisa Queiroz Catunda e Monica Prasad Gibson Técnicas ortodônticas aceleradas cirurgicamente e resposta periodontal: Uma revisão sistemática

Jornal Europeu de Ortodontia, 2020, 635-642

20. Joy Chang;Po-Jung Chen; Eliane H. Dutra;Ravindra Nanda e Sumit Yadav O efeito da extensão do insulto cirúrgico no movimento dentário ortodôntico European Journal of Orthodontics, 2019, 601-608

21. Murat Caglaroglu;Abdulvahit Erdem Investigação histopatológica dos efeitos da prostaglandina E2 administrada por diferentes métodos no movimento dentário e no metabolismo ósseo pISSN 22 2015-372

22. James J. Zahrowski Tustin, Califórnia Otimização do tratamento ortodôntico em doentes a tomar bifosfonatos para a osteoporose Am J Orthod Dentofacial Orthop 2009;135:361-74

23. Vinod Krishnan, Nandakumar Vijayaraghavan, Manoj Manoharan,

Julie Raj, and Ze'ev DavidovitchThe Effects of Drug Intake by Patients on Orthodontic Tooth Movement Semin Orthod 2012; 18:278-285.

24. Monte K. Collins e Peter M. Sinclair, The local use- of vitaminD to increase the rate of orthodontic tooth movement Am J Orthod Dentofacial Orthop 1988;94:278-84.

25. Zeev Davidovitch, Mathew D. Finkelson, Shulamit Steigman, Joseph L. Shanfeld

Paul C. Montgomery e Edward Korostoff. Electric currents, bone remodeling, and orthodontic tooth movement Am J Orthod Dentofacial Orthop 1980

26. Abdullah Ekizer & Tancan Uysal & Enis Güray & Derya Akku§ Efeito da terapia de fotobiomodulação mediada por LED na movimentação dentária ortodôntica e na reabsorção radicular em ratosAm J Orthod Dentofacial Orthop 1999 23 4

2 7.Sabrina K. C. Gama, Fernando A. L. Habib, Juliana S. de Carvalho Monteiro, Garde nia M. Paraguassu, Telma Martins Araujo, Maria Cristina T. Cangussu, e Antonio Luiz B. Pinheiro,Movimentação dentária após fototerapia com laser infravermelho: Estudo Clínico em Roedores Fotomedicina e Cirurgia a Laser Volume 28, Suplemento 2, 2010

28. Fumio Hahimoto,Yasuhiro kobayashi,Shiro Mataki,Kazuhide Kobayashi,Yuzo Kato e Hideaki Sakai A administração de osteocalcina acelera o movimento dentário ortodôntico induzido por uma mola helicoidal fechada em taxas European Journal of Orthodontics, 23 2001, 535-545

29. Yurie Hirate, Masaru Yamaguchi, Kazutaka Kasai Efeitos da Relaxina na Recaída e na Remodelação do Tecido Periodontal após Movimento

Experimental de Dentes em Ratos Connective Tissue Research, 2012; 53(3): 207-219

3 0.Selin Kale, I'lken Kocadereli, Pergin Atilla e Esin Comparação dos efeitos do 1,25 dihidroxicolecalciferol e da prostaglandina E2 na movimentação dentária ortodôntica Am J Orthod Dentofacial Orthop 2004;125:607-14

31. J Bryan Walker e Shauna M Buring NSAID Impairment of Orthodontic Tooth Movement Ann Pharmacother 2001;35:113-5.

32. Makoto Nishimura,Mirei Chiba, Toshiro Ohashi, Masaaki Sato,Yoshiyuki Shimizu,Kaoru Igarashie Hideo MitaniActivação do tecido periodontal por vibração: A estimulação intermitente por vibração de ressonância acelera a movimentação dentária experimental em ratosAm J Orthod Dentofacial Orthop 2008;133:572-83

33. Fan Li, Guifeng Li,bHaikun Hu,a Renkai Liu,Jianwei Chen e Shujuan ZouEfeito da hormona paratiroideia na movimentação dentária experimental em ratos Am J Orthod Dentofacial Orthop 2013;144:523-32

34. Jacob C,Grimm S,Ziebart T et al. A diferenciação osteogénica dos fibroblastos periodontais depende da força da tensão mecânica.Arch. Oral Biol. 2013;58:896-904.

35. Pilla AA. Modulação electromagnética e mecânica de baixa intensidade do crescimento e reparação óssea: São equivalentes? Orthop Sci. 2002;7:420-428.

36. Shapiro E. Movimento ortodôntico utilizando piezoeletricidade induzida por força pulsante. Am J Orthod .1979;73:59-66.

37. Darendeliler MA,Zea A,Shen G,et al.Efeitos da vibração do campo

eletromagnético pulsado no movimento dentário induzido por forças magnéticas e mecânicas: um estudo preliminar. Aust Dent J.2007;52:282-287.

38. Khouw FE, Goldhaber P. Alterações na vasculatura do periodonto associadas ao movimento dentário no macaco rhesus e no cão. Arch Oral Biol.1970;15:1125-1132.

39. KangYG,Nam JH,Kim KH,et al.A via FAK regula a produção de PGF2 em células do ligamento periodontal comprimido.J Dent Res.2010;89:1444-1449.

40.   Yamaguchi M. RANK/RANKL/OPG durante o movimento dentário ortodôntico. Orthod Craniofac Res. 2009;12(2):113-9.

41. Chen YW,Wang HC,Gao LH,et al .Osteoclastogénese no osso alveolar local na decorticação precoce facilitou o movimento dentário ortodôntico.PLoS ONE.2016 ;11(4):e0153937.

42. Roberts WE, Ferguson DJ. Cinética celular do ligamento periodontal. In: Norton LA, Burstone CJ, eds. The Biology of Orthodontic Tooth Movement. Boca Raton, Flórida: CRCPress.1989.

43. Nimeri G et al. Acceleration of tooth Movement during orthodontic treatment-a frontier in orthodontics. Progress in orthodontics. 2013;14:42.

44. Ildeu Andrade et al. Novas modalidades terapêuticas para modular a movimentação dentária ortodôntica Dental Press J Orthod. 2014 Nov-Dez;19(6):123-33.

45. Saito M, Saito S, Ngan PW, Shanfeld J, Davidovitch Z: A interleucina 1 beta e a prostaglandina E estão envolvidas na resposta das células periodontais ao stress mecânico in vivo e in vitro. Am J Orthod Dentofacial

Orthop 1991,99(3):226-40.

46. Kanzaki H, Chiba M, Takahashi I, Haruyama N, Nishimura M, Mitani H: A transferência local do gene OPG para o tecido periodontal inibe a movimentação dentária ortodôntica. J Dent Res 2004,83(12):920-5.

47. Yamasaki K, Miura F, Suda T: Prostaglandina como mediador da reabsorção óssea induzida pela movimentação dentária experimental em ratos. J Dent Res 1980,59(10):1635-42.

48. Yamasaki K, Shibata Y, Imai S, Tani Y, Shibasaki Y, Fukuhara T: Aplicação clínica da prostaglandina E1 (PGE1) na movimentação dentária ortodôntica. Am J Orthod 1984,85(6):508-18.

49. Kale S, Kocadereli I, Atilla P, Asan E: Comparação dos efeitos do 1,25 dihidroxicolecalciferol e da prostaglandina E2 na movimentação dentária ortodôntica. Am J Orthod Dentofacial Orthop 2004,125(5):607-14.

50. Soma S, Iwamoto M, Higuchi Y, Kurisu K: Efeitos da infusão contínua de PTH na movimentação dentária experimental em ratos. J Bone Miner Res 1999,14(4):546- 54.10.1359/jbmr.1999.14.4.546

51. Bumann A, Carvalho RS, Schwarzer CL, Yen EH: Síntese de colagénio a partir de células PDL humanas após movimento dentário ortodôntico. Eur J Orthod 1997,19(1):29-37.

52. Madan MS, Liu ZJ, Gu GM, King GJ: Efeitos da relaxina humana no movimento dentário ortodôntico e nos ligamentos periodontais em ratos. Am J Orthod Dentofacial Orthop 2007,131(1):8.e1-10e1-10

53. McGorray SP, Dolce C, Kramer S, Stewart D, Wheeler TT. Um ensaio clínico aleatório, controlado por placebo, sobre os efeitos da relaxina humana recombinante no movimento dentário e na estabilidade a curto

prazo. AmJOrthod Dentofacial Orthop. 2012;141(2):196-203.

54. Nishimura M, Chiba M, Ohashi T, Sato M, Shimizu Y, Igarashi K, Mitani H. Ativação do tecido periodontal por vibração: a estimulação intermitente por vibração de ressonância acelera a movimentação dentária experimental em ratos. AmJOrthodDentofacial Orthop. 2008;133(4):572-83.

55. Davidovitch Z, Finkelson MD, Steigman S, Shanfeld JL, Montgomery PC, Korostoff E. Electric currents, bone remodeling, and orthodontic tooth movement. II. Aumento da taxa de movimentação dentária e dos níveis de nucleotídeos cíclicos periodontais pela combinação de força e corrente elétrica. Am J Orthod. 1980;77(1):33-47.

5 6.Saito S, Shimizu N . Efeitos estimulantes da irradiação laser de baixa potência na regeneração óssea da sutura palatina mediana durante a expansão no rato. 1997 May; 111(5):525-32.

57. Kau CH, Kantarci A, Shaughnessy T, Vachiramon A, Santiwong P, da la- Fuente A, et al. Fotobiomodulação extra-oral na fase de alinhamento da ortodontia .Prog Orthod.2013.

58. Respostas teciduais em movimentos dentários assistidos por corticotomia e osteotomia em ratos: histologia e imunomarcação.Wang L, Lee W, Lei DL, Liu YP, Yamashita DD, Yen SL Am J Orthod Dentofacial Orthop. 2009 Dec; 136(6):770.e1-11; discussão 770-1.

59. William M. Wilcko, Thomas Wilcko, J. E. Bouquot, Donald J. Ferguson. Ortodontia rápida com remodelação alveolar: Dois Relatos de Casos de Desproteção Int J Periodontics Restorative Dent. 2001;21:9-19.

60.. Rygh R, Brudvik P. As respostas histológicas do ligamento periodontal às cargas ortodônticas horizontais. In: Berkovitz BKB, Moxham

BJ, Newman HN (eds).The Periodontal Ligament in Health and Disease. Londres: Mosby- Wolfe.1995;250-254.

61. Ong MM, Wang HL. Tratamento periodontal e ortodôntico em adultos. Am J OrthodontDentofacial Orthop. 2002;122:420-2.

62. Hessam Nowzari, Frank Kazuo Yorita, Hsuan-Che Chang. Ortodontia Osteogénica Acelerada Periodontalmente Combinada com Enxerto Ósseo Autógeno. Compêndio de maio. 2008;(4).

63. Ingber D: Controlo mecânico do crescimento dos tecidos: a função segue a forma. PNAS. 2005;102: 11571-11572.

64. Pavalko FM, Norvell SM, Burr DB, Turner CH, Duncan RI, Bidwell JP: Um modelo para a mecanotransdução em células ósseas: os mecanossomas de suporte de carga. J CellBiochem. 2003;88: 104-112.

65. Riedel RA, Little RM, Bui TD: Extração do incisivo mandibular - avaliação pós-retenção da estabilidade e recidiva. Angle Orthod .1992;62: 103-116.

66. Capelli D, Ebersole JL, Kornman KS: Periodontite de início precoce em adolescentes hispano-americanos associada a A. actinomycetemcomitans. Community DentOralEpidemiol .1994;22: 116-121.

67. Wilcko, M.T., Wilko, W.M., Bissada, N.F., 2008. Uma análise baseada em evidências de técnicas ortodônticas e osteogénicas periodontalmente aceleradas: uma síntese da perspetiva científica. Seminários Ortodônticos.14, 305-316.

68. Keser EI, Dibart S. Piezocisão sequencial: uma nova abordagem para o tratamento ortodôntico acelerado. Am J Orthod Dentofacial Orthop 2013 Dec;144(6):879-89.

69. Sanjideh PA, Rossouw PE, Campbell PM, Opperman LA, Buschang PH. Movimentos dentários em foxhounds após uma ou duas corticotomias alveolares. Eur J Orthod
2010 Fev;32(1):106-13.

70. Sebaoun JD, Surmenian J, Dibart S. Tratamento ortodôntico acelerado com piezocisão: uma alternativa mini-invasiva às corticotomias convencionais. Orthod Fr
2011 Dez;82(4):311-9.

71.Ilizarov GA. As possibilidades oferecidas pelo nosso método de alongamento de vários segmentos dos membros superiores e inferiores. Basic Life Sci. 1988;48:323-4.

72. Liou EJ, Huang CS. Retração rápida do canino através da distração do ligamento periodontal. Am J Orthod Dentofacial Orthop. 1998;114(4):372-82.

73. Sandy JR, Harris M. Prostaglandins and tooth movement.Eur J Orthod 1984;6:175-82.

74. Utley K. A atividade do osso alveolar incidente ao movimento dentário ortodôntico, estudada pela fluorescência induzida pela oxitetraciclina. Am J Orthod 1968;54:167

75. Breitner C. Alterações ósseas resultantes de tratamento ortodôntico experimental. Am J Orthod Oral Surg 1940;26:521-4.

76. Rodan GA, Yeh CK, Thompson DT. Prostaglandins and bone. In: Norton LA, Burstone CJ, editores. The biology of tooth movement. Boca Raton, Fla: CRC Press; 1989. p. 1111-24.

77. Saito M, Saito S, Ngan P, Shanfeld J, Davidovitch Z. A interleucina 1

beta e a prostaglandina E estão envolvidas na resposta das células periodontais ao stress mecânico in vivo e in vitro. Am J Orthod Dentofacial Orthop 1991;99:226-30.

78. Klein DC, Raisz LG. Prostaglandinas: estimulação da reabsorção óssea em cultura de tecidos. Endocrinologia 1970;86:1436-40.

79. Davidovitch Z, Shanfeld JL. Níveis de Prostaglandina E2 (PGE2) no osso alveolar de gatos tratados ortodonticamente. IADR Progr & Abst 1980;59:977-85.

80. Yamasaki K, Shibata Y, Imai S, Tani Y, Shibasaki Y, Fukuhara T. Aplicação clínica da prostaglandina E1 (PGE1) na movimentação dentária ortodôntica. Am J Orthod 1984;85:508-18.

81. Lee W. Estudo experimental do efeito da administração de prostaglandinas no movimento dentário, com especial ênfase na relação com o método de administração de PGE1. Am J OrthodDentofacial Orthop 1990;98:231-41.

82. Santoro MG, Jaffe BM, Simmons DJ. Reabsorção óssea in vitro e in vivo em ratinhos tratados com PGE. Proc Soc Exp Biol Med 1977;156:373-4.

83. Schelling SH, Wolfe HJ, Tashjian AH. Role of the osteoclast in prostaglandin E2-stimulated bone resorption (Papel do osteoclasto na reabsorção óssea estimulada pela prostaglandina E2). Lab Invest 1980; 42:290-5.

84. Raisz LG, Vanderhoek JY, Simmons HA. Prostaglandin synthesis by fetal rat bone in vitro: evidence for a role of prostacycline. Prostaglandins 1979;17:905-14.

85. Boekenoogen D, Sinha PK, Nanda RS, Ghosh J, Currier GF, Howes RI. The effects of exogenous prostaglandin E. Chumbley AB, Tuncay OC: The effect of indomethacin (an aspirin-like drug) on the rate of orthodontic tooth movement. Am J Orthod 1986;89:312-4.

86. Bianchi A. The dose effects of paracetamol on hyperalgesia and nociception in the rat. Br JPharmacol 1996;117:130-2.

87. Wong A, Reynolds EC, West VC. O efeito do ácido acetilsalicílico na movimentação dentária ortodôntica na cobaia. Am J Orthod Dentofacial Orthop 1992;102:360-5.

88. Kehoe JM, Cohen SM, Zarrinnia K, Cowan A. The effect of acetaminophen, ibuprofen, and misoprostol on prostaglandin E2 synthesis and the degree and rate of orthodontic tooth movement. Angle Orthod 1996;66:339-49.

89. Storey E. Alterações ósseas associadas ao movimento dentário. Aust J Dent 1955;59:147-61.

90. Storey E. Alterações ósseas associadas ao movimento dentário: a influência do ciclo menstrual na taxa de movimento dentário. Aust J Dent 1954;58:80-5.

91. Wallace J. Adaptation of rat gastric mucosa to aspirin requires mucosal contact. Am JPhysiol 1995;268:134-8.

92. Capetola R. Suprofen, um novo analgésico periférico. J Pharmacol Exp Ther 1980;214:16-8.

93. Jenkins WL. Aspectos farmacológicos dos fármacos analgésicos em animais: uma visão geral. JAmVetMedAssoc 1987;191:1231-40.

94. King G. Medição do desvio dentário e do movimento ortodôntico dos

dentes em resposta a várias forças iniciais em ratos adultos. Am J Orthod Dentofacial Orthop 1991;99:456- 65.

95. Burstone C. Mecânica: a biomecânica do movimento dentário. In: Kraus B. Vistas em Ortodontia. Philadelphia, PA: Lea & Febiger; 1962. p. 197-213.

96. Storey E. Force in orthodontics and its relation to tooth movement (Força em ortodontia e sua relação com o movimento dentário). Aust J Dent 1952;56:11-8.

97. Higgs GA, Moncada S. Interações dos produtos de araquidonte com outros mediadores da dor. In: Bionica. Avanços na investigação e terapia da dor. New York: Raven Press; 1983. p. 617- 26

98. Sidhu S. Movimento dentário ortodôntico induzido por drogas. J Adv Med Dent Scie Res 2019;7(4)5

99. Ong CK, Walsh LJ, Harbrow D, Taverne AA, Symons AL. Movimento dentário ortodôntico no rato tratado com prednisolona. Angle Orthod. 2000;70(2):118-25.

100. Pithon MM, Ruellas ACO. Avaliaçãoclínica e radiográfica da influência do fenobarbital (Gardenal®) namovimentaçãoortodôntica: estudoemcoelhos. Rev Dental Press OrtodOrtop. 2008;13(1):34-42.

101. Arantes GM, Arantes VM, Ashmawi HA, Posso IP. Tenoxicam controla a dor sem alterar a movimentação ortodôntica dos caninos superiores. OrthodCraniofac Res 2009; 12(1): 14-9.

102. Al-Hasani N, Glares G, Albustani A, Hussain S. Eficácia clínica do calcitriol injetado localmente na movimentação dentária ortodôntica. Int J Pharm PharmSci 2011; 3(5): 139-43.

103.. Pharoah MJ, Heersche JN. A dexametasona inibe a formação de células semelhantes a osteoclastos em culturas de medula óssea. J Dent Res. 1986;65(7):1006-9.

104.. Christiansen, R. L. & Burstone, C. J. Centros de rotação dentro do espaço periodontal. Am J Orthod, 1969;55, 353-69.

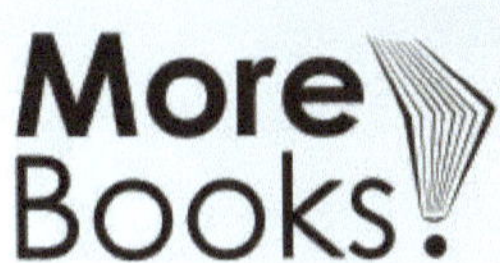

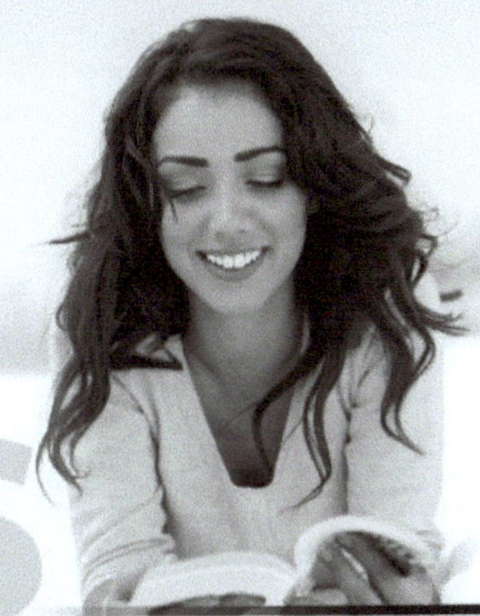

yes
I want morebooks!

Buy your books fast and straightforward online - at one of world's fastest growing online book stores! Environmentally sound due to Print-on-Demand technologies.

Buy your books online at
www.morebooks.shop

Compre os seus livros mais rápido e diretamente na internet, em uma das livrarias on-line com o maior crescimento no mundo! Produção que protege o meio ambiente através das tecnologias de impressão sob demanda.

Compre os seus livros on-line em
www.morebooks.shop

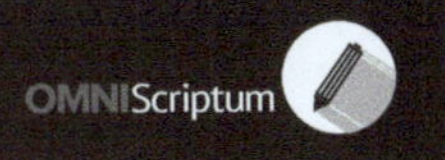

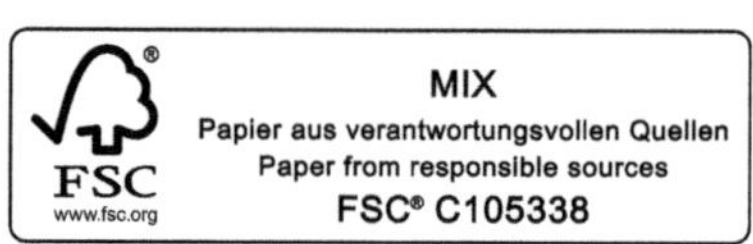

Printed by Books on Demand GmbH, Norderstedt / Germany